CROIX ROUGE FRANÇAISE

L'EFFORT ANTITUBERCULEUX

DE

L'UNION DES FEMMES DE FRANCE

SON PROGRAMME, SES RÉALISATIONS

PAR

LE Dr P. BOULOUMIÉ

Secrétaire Général de l'U. F. F.

MEMBRE DU CONSEIL DE DIRECTION DU COMITÉ NATIONAL D'ASSISTANCE AUX ANCIENS MILITAIRES TUBERCULEUX

PRÉFACE

DU

Professeur Maurice LETULLE

DE L'ACADÉMIE DE MÉDECINE

Vendu au profit des Fondations Antituberculeuses de l'U. F. F.

VIGOT FRÈRES, ÉDITEURS — PARIS

23, Rue de l'École de Médecine

1919

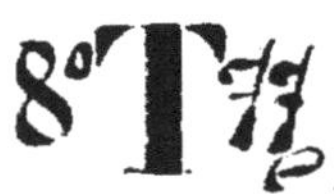

L'EFFORT ANTITUBERCULEUX

DE

L'UNION DES FEMMES DE FRANCE

CROIX ROUGE FRANÇAISE

L'EFFORT ANTITUBERCULEUX

DE

L'UNION DES FEMMES DE FRANCE

SON PROGRAMME, SES RÉALISATIONS

PAR

LE Dr P. BOULOUMIÉ

Secrétaire Général de l'U. F. F.

MEMBRE DU CONSEIL DE DIRECTION DU COMITÉ NATIONAL D'ASSISTANCE AUX ANCIENS MILITAIRES TUBERCULEUX

PRÉFACE

DU

Professeur Maurice LETULLE

DE L'ACADÉMIE DE MÉDECINE

Vendu au profit des Fondations Antituberculeuses de l'U. F. F.

VIGOT FRÈRES, ÉDITEURS - PARIS

23, Rue de l'École de Médecine

1919

A Monsieur le Dr BOULOUMIÉ,

Secrétaire Général de l'U. F. F.

MON CHER AMI,

Ceci ne sera ni une Préface, ni une Introduction au très intéressant travail que tu vas lancer, de par le monde, au nom de l'Union des Femmes de France, en faveur de la Lutte Nationale contre la Tuberculose. Non, j'estime tout simplement qu'il est de mon strict devoir de rendre, à cette occasion, un public hommage de sincère et profonde reconnaissance à notre chère Présidente et au dévoué Secrétaire Général pour l'effort que vous avez si longtemps poursuivi, l'une et l'autre, sans jamais faiblir, malgré mille et un obstacles, jusqu'à ce jour, où vous touchez au succès.

Noble exemple et preuve décisive de la toute puissance d'une Idée directrice, quand cette idée, féconde entre toutes, a pour but de défendre notre Patrie contre un fléau qui, naguère encore, semblait défier toute entreprise et menacer dans ses sources vives la France éternelle.

Dès 1911, faut-il le rappeler, l'Union, se préoccupant du terrifiant problème de la mortalité par tuberculose, organisa le combat : en 1912, elle fit siennes les conclusions de son Secrétaire Général sur les " Colonies sanitaires Agricoles ", en fondant la Colonie de Tonnay-Charente, inaugurée en 1913.

Depuis des années déjà, d'ailleurs, tu avais, cher ami, convié à la lutte anti-tuberculeuse toutes les Sociétés de la Croix-Rouge française et demandé publiquement à l'Etat et aux Français de France d'aider ces Sociétés dans la mission nouvelle dont elles prenaient la charge. Seule, en effet, à cette époque lointaine, la Croix-Rouge, grâce à ses ramifications si nombreuses sur toute l'étendue du territoire, était capable de s'attacher d'une manière efficace à ce gros œuvre de notre défense nationale.

1914 ! La guerre éclate ; mais l'Union s'efforce de continuer le bon combat, en même temps qu'elle porte secours, l'histoire dira comment, à nos blessés et à nos malades militaires.

L'Union démontre, sans relâche, à tous ses Comités régionaux que l' " Anti-tuberculose " sera pour eux le redoutable problème d'après-guerre. Pour les entraîner dans cette voie, pour leur faire apprécier la haute utilité, la nécessité même de cette intervention et l'étendue de leur devoir, rien n'a été négligé : conférences, appels, brochures, constitution d'une " Section anti-tuberculeuse ", fondations diverses se succèdent tour à tour. Vous entreteniez le feu sacré dans l'âme de vos milliers d'adhérentes. Vous vous attachiez, en même temps, à compléter votre outillage, votre " armement " anti-tuberculeux, par des créations exemplaires qui, si elles réussissent, pourront être utilement développées ou imitées.

Toujours aux avant-postes, en accord cordial avec les autres institutions, tant publiques que privées, convaineus que l'harmonie des efforts est, avant tout, indispensable dans la *Grande Guerre* nouvelle que nous entamons, vous n'avez pas cessé de tenir haut et ferme le drapeau. Pour ma part, je ne saurais trop vous en remercier. Il faut, par tous les moyens, recommander au grand public tant d'heureuses tentatives ; elles serviront à la sauvegarde de la santé de tous et parferont, du même coup, l'éducation sociale de nos contemporains.

Debout donc, cher ami, lutteur infatigable ! Jette ton Livre dans la mêlée : c'est une arme bien trempée qui va nous servir pour agrandir la brèche.

Courage, et en avant !

Mort au Bacille tuberculeux !

MAURICE LETULLE.

Paris, 15 mars 1919.

AVANT-PROPOS

A l'occasion d'une demande de renseignements sur ses formations sanitaires, adressée à l'Union des Femmes de France par la Croix-Rouge américaine, en vue de seconder ses efforts en mettant des ressources nouvelles à sa disposition, nous avons dressé un état des fondations de notre Société en faveur des tuberculeux, surtout militaires et anciens militaires, en cours de fonctionnement, en fondation et en projet.

Nous l'avons envoyé au bureau de la Croix-Rouge Américaine en sollicitant son concours pour la réalisation immédiate de celles qui nous paraissent et lui paraitraient particulièrement utiles en ce moment.

Ayant accordé sa bienveillante attention à cette sollicitation, il y a répondu en nous demandant de la compléter par l'envoi de renseignements précis sur les institutions mentionnées, et nous invitant à faire valoir notamment la raison d'être de chacune d'elles, ses conditions ou prévisions d'installation, les dépenses de premier établissement, d'entretien et de fonctionnement, réalisées ou à prévoir.

C'est le mémoire par lequel nous avons répondu à cette demande que nous publions aujourd'hui, en y incorporant une partie des documents, rapports et extraits des publications diverses qui lui étaient annexées, ainsi que les plans, devis et vues de nos établissements existants, en fondation et en projet, que nous ne pouvons reproduire ici. Il donne un aperçu assez précis de chacun d'eux pour qu'on puisse en bien saisir l'économie, l'utilité, l'organisation, le fonctionnement et, pour certains, les résultats obtenus.

Il montre de plus quelle est la conception d'ensemble des institutions antituberculeuses que l'U. F. F. juge indispensable de réaliser par elle-même ou de voir réaliser par d'autres ; quelle est la méthode, basée sur les notions scientifiques certaines, sur les faits et sur l'expérience qui l'a suggérée et quelles sont les conditions dans lesquelles il lui paraît nécessaire qu'elles soient fondées et dirigées pour que chacune d'elles soit un des éléments solides d'un système complet et jamais un trompe-l'œil, si séduisant soit-il, qui, pouvant faire naître chez les malades et dans le public de décevantes espérances, serait par cela même plus dangereux que réellement utile.

Les principes qui nous ont guidés dans l'élaboration du programme adopté par l'U. F. F. peuvent se résumer ainsi :

A. Il faut qu'à chaque étape de sa maladie le tuberculeux puisse trouver l'institution convenant à son état.

B. La maladie étant d'autant plus curable qu'elle est soignée plus près du début de sa manifestation, il faut multiplier les établissements en vue des sujets dits suspects ou en imminence de tuberculose, qui sont, pour la plupart, des tuberculeux en puissance, chez qui sont imminentes les manifestations de la tuberculose.

C. Tout sujet menacé d'accident tuberculeux ou atteint de manifestations tuberculeuses, avérées mais curables, doit être traité au point de vue de l'avenir aussi bien que du présent ; aussi, la vie au grand air et dans les meilleures conditions hygiéniques possibles doit-elle lui être assurée pendant et après sa cure.

D. La vie rurale étant aussi salutaire au tuberculeux que lui est néfaste la vie urbaine, alors surtout qu'il est obligé de travailler pour vivre, il doit y être préparé pendant la cure même ; d'où l'utilité de sanatoriums sous forme de colonies sanitaires agricoles et de colonies sanitaires d'éducation agricole.

E. Dans un grand nombre de cas et dans les périodes apyrétiques de la maladie, un travail de plein air, médicalement dosé, pouvant être, au point de vue physique et moral, considéré comme un élément de cure, il y a lieu d'établir les sanatoriums à la campagne, dans des propriétés où peuvent être exécutés, dans de bonnes conditions, des travaux agricoles. Les travaux de culture maraîchère, nécessitant plus de soins et d'attention que de déploiement de force, sont ceux qui, pour ces diverses raisons, conviennent le mieux pour le présent et l'avenir, à cette catégorie de sujets et, dès lors, ceux qu'il faut faire exécuter en cours de cure aux tuberculeux. C'est ce que fait l'U. F. F. à Tonnay-Charente.

F. Les sanatoriums pour tuberculeux avérés, curables, étant beaucoup trop peu nombreux, doivent être multipliés et situés de préférence à des altitudes et sous des climats variés pour correspondre aux diverses indications.

L'action du climat, dans la cure sanatoriale, est en effet indéniable ; aussi ne faut-il pas dire, comme on l'entend parfois : « Peu importe le lieu où est établi un sanatorium, c'est la cure sanatoriale, où qu'elle soit pratiquée, qui fait tout. »

G. Un malade sortant d'une station sanitaire, son temps de séjour écoulé, doit pouvoir trouver, s'il est curable, un sanatorium où il puisse poursuivre sa cure et ne pas être exposé à perdre le fruit de celle qu'il a déjà faite, en ne recevant plus les soins et ne prenant plus les précautions encore nécessaires ; d'où, l'utilité des sanatoriums annexes ou satellites des stations sanitaires prévus par l'U. F. F.

H. Les tuberculeux fébriles ou arrivés à une période avancée de la maladie, ne pouvant bénéficier de la cure sanatoriale, doivent pouvoir trouver asile dans des hôpitaux spéciaux ou dans des pavillons spéciaux d'hôpitaux, où leur soient donnés tous les soins nécessaires, sans qu'ils risquent de faire courir aux autres hospitalisés les dangers de contagion, toujours à prévoir, bien qu'évitables en prenant les précautions prescrites.

I. Les tuberculeux, dits tuberculeux externes, osseux, articulaires ou ganglionnaires doivent trouver, comme les tuberculeux pulmonaires, des établissements de cure pour les divers âges, adolescence et âge adulte, comme il en existe déjà pour l'enfance et, pour répondre aux diverses indications, ces établissements doivent être situés en plaine et en montagne, les premiers, sur divers points du littoral, de préférence : les seconds à d'assez grandes altitudes, dans des régions ensoleillées : d'où, les projets de fondation de l'hôpital-sanatorium de Berck, pour les militaires et les anciens militaires réformés, et d'un hôpital-sanatorium d'altitude, envisagés en ce moment par l'U. F. F.

J. Le malade, attendant donc l'hospitalisation dans un établissement antituberculeux, ne doit ni rester exposé à une aggravation de son état par manque de ressources et de soins, ni risquer de contaminer le logis qui l'abrite pendant cette période d'attente et qui sera occupé après lui sans qu'aucune précaution hygiénique soit prise pour le désinfecter : d'où la nécessité de l'hôtellerie sanitaire que fait édifier en ce moment l'U. F. F.

K. Pour faire fonctionner ces divers établissements et surveiller les malades restés dans leurs foyers ou soignés à domicile, il faut des infirmières spécialisées en grand nombre et entraînées par une instruction et une éducation, théorique et pratique, spéciales, d'où l'institution de cours sur la tuberculose, le traitement des tuberculeux et la fondation à Paris, votée par l'U. F. F., d'une école spéciale d'infirmières antituberculeuses, devant recevoir des élèves internes et externes.

L. Pour obtenir le meilleur rendement de ces institutions, elles doivent fonctionner en complet accord avec toutes les autres institutions antituberculeuses et leurs dirigeants ne doivent jamais perdre de vue sa nécessité pour atteindre le but poursuivi : « La lutte efficace contre la tuberculose », et se rappeler qu'il ne peut l'être que par l'association des efforts de tous ; d'où, la nécessité d'un fonctionnement concerté des institutions d'assistance publique et des institutions d'assistance privée et celle d'une incessante propagande, toutes choses réalisées déjà à l'U. F. F.

M. Pour répondre entièrement à leur objet, il faut que ces institutions soient organisées et dirigées de manière à être considérées comme un lieu d'asile enviable par celui qui se sait menacé ou atteint de tuberculose et non comme un établissement de réclusion et, pour cela, s'attacher à ce qu'elles soient dans un site agréable autant qu'hygiénique, d'aspect engageant et bien tenues, qu'elles possèdent une salle de réunion comme un réfectoire, qu'une infirmerie y soit aménagée pour recevoir temporairement certains malades, que les dirigeants s'attachent à combattre la monotonie de l'existence et à l'égayer dans la mesure du possible. Il faut, de plus, qu'une serveillance effective puisse être exercée sur chacun des hospitalisés et que ceux-ci ne puissent se considérer comme parqués dans un camp de concentration pour tuberculeux et, pour cela, que le nombre des malades réunis dans un même établissement ne dépasse pas 150 à 200.

N. Il faut que l'hôpital sanitaire lui-même, destiné à recevoir les malades aux périodes les plus avancées de leur maladie et les sujets en cours d'incidents aigus et graves, à quelque période que ce soit de celle-ci, ne soit pas fatalement considéré comme l'antichambre du cimetière et, dès lors, qu'on le présente aux malades comme une sorte d'infirmerie centrale des sanatoriums, où sont réunis tous les éléments de traitement nécessaires, jusqu'au moment où pourra être reprise la cure sanatoriale.

O. Il faut que tous ces établissements soient, en même temps que des institutions de cure, des centres d'éducation et de propagande antituberculeux, où les malades se familiarisent avec la notion de curabilité et d'évitabilité de la tuberculose comme avec celle de sa contagiosité : mais il faut qu'ils y apprennent en même temps que la tuberculose n'est curable qu'à la condition expresse que seront observées les précautions qu'ils ont vu prendre autour d'eux et qu'ils ont dû prendre eux-mêmes et dès lors qu'ils en sortent convaincus de leur nécessité, afin qu'ils s'en fassent à leur tour les propagandistes. C'est vers ces buts que tendent systématiquement les efforts des médecins et des infirmières dans les fondations antituberculeuses de l'U. F. F.

Telle est la conception de l'œuvre que nous poursuivons.

Elle est malheureusement encore incomplète, en raison surtout des difficultés d'exécution de notre programme résultant des circonstances actuelles.

Nous nous voyons dès lors contraints de substituer dans cette publication au titre donné à notre manuscrit : « *L'Œuvre Antituberculeuse de l'Union des Femmes de France* », celui de : *l'Effort antituberculeux de l'Union des Femmes de France*, bien que, nous n'en doutons pas, nous puissions compter, pour réaliser à bref délai notre programme, sur le concours moral et financier, que nous sollicitons ici, de tous ceux qui, s'intéressant aux tuberculeux et en particulier à ceux d'entre eux qui ont vu leur maladie éclater ou s'aggraver en combattant pour la France et pour l'humanité, apprécieront l'effort systématique et raisonné fait par notre société et l'urgente nécessité de l'accomplissement de ses projets.

Dr P. BOULOUMIÉ.

A Monsieur le Président du Bureau de la Tuberculose de la Croix-Rouge Américaine

Monsieur le Président,

Nous avons eu l'honneur de vous adresser dernièrement quelques documents concernant l'action anti-tuberculeuse de l'Union des Femmes de France, en vue de solliciter de vous les concours qui nous sont nécessaires pour mener à bonne fin un certain nombre d'institutions qui nous paraissent le complément indispensable de celles que nous avons créées déjà, ou qui fonctionnent en dehors de nous.

Vous avez bien voulu y répondre en déléguant auprès de nous M. de Roussy, Secrétaire de votre Bureau, pour nous demander de compléter oralement et par écrit la documentation que nous vous avions soumises, en y ajoutant toutes les précisions possibles au point de vue des installations elles-mêmes, de leurs dispositions, de leurs dépenses de premier établissement et de fonctionnement aussi bien que de leur but spécial, de leur utilité et, le cas échéant, de leurs résultats.

Nous vous en remerçions et, pour répondre à votre désir, nous vous adressons :

1° Une note sur « l'Œuvre Anti-Tuberculeuse de l'U. F. F. » ;

2° Une série de rapports, mémoires et brochures ayant reçu l'approbation de nos Conseils, concernant des institutions créées ou à créer ;

3° Un résumé des documents précédents, plus particulièrement d'ordre financier ;

4° Des plans et des vues, photographiques et autres.

Nous espérons que vous voudrez bien porter votre attention sur ces diverses pièces et y voir la manifestation de la méthode et de la continuité de l'effort fait par la Société :

a) Pour améliorer le sort du malade et faire qu'à toutes les périodes de sa maladie et dans les diverses circonstances de sa vie de tuberculeux, il trouve l'assistance qui lui convient le plus spécialement ;

b) Pour lui assurer, autant que possible, la persistance des résultats de sa cure, en lui donnant, pendant ou immédiatement après celle-ci, une instruction spéciale le dirigeant vers un métier qui le mette, lui et les siens, dans les conditions hygiéniques les plus favorables pour arriver à vivre de son travail sans excéder ses forces.

Vous y verrez aussi notre constante préoccupation de concerter nos efforts avec ceux des Administrations publiques et des Associations privées pour arriver au maximum d'effet utile, comme celle de répandre et faire appliquer les notions indispensables d'hygiène anti-tuberculeuse et de recruter et instruire un grand nombre d'infirmières spécialisées.

Notre ardent désir ne va pas, bien entendu, jusqu'à vouloir réaliser nous-mêmes l'ensemble énorme des institutions que nous jugeons nécessaires pour secourir efficacement les innombrables victimes de la contamination tuberculeuse, mais nous ambitionnons de pouvoir créer au moins un type de chacune d'elles, afin que, d'après les résultats obtenus, éclate aux yeux de tous, l'évidence de de leur bien fondé et de la nécessité de les développer et d'en augmenter le nombre.

Mais, comme vous le verrez par le résumé d'ordre financier, la réalisation de notre programme ne va pas sans dépenses très considérables, que ne nous permet pas d'engager l'obligation actuelle d'affecter la presque totalité de nos ressources aux nécessités urgentes de la situation créée par la guerre et tout particulièrement au fonctionnement de nos hôpitaux auxiliaires du Service de Santé de l'Armée. La Croix-Rouge Américaine, qui vient d'avoir un geste si généreux en faveur de la Croix-Rouge Française, l'a bien compris, puisqu'elle a manifesté le désir que sa libéralité soit affectée à ses hôpitaux et à ses infirmeries de gare.

Toutefois, si les blessés et les malades en cours de traitement dans ces formations ont droit à tous nos soins, ceux qui, leur santé perdue au service du pays et de la noble cause que nous défendons tous, sont rayés des cadres de l'armée et réformés, ont, eux aussi, acquis des droits à notre sollicitude.

Il faut, de plus, protéger la France, si éprouvée déjà, contre la propagation de la tuberculose, qui menace la vitalité de sa jeunesse, en qui résident toutes ses espérances d'avenir.

Nous nous permettons, dès lors, de faire appel à vous, sachant avec quel zèle, quelle générosité et quelle ampleur de vues votre section envisage la lutte anti-tuberculeuse en France et vous demandons de nous accorder l'aide que nous sollicitons de vous, sous la forme qui vous paraîtra le plus convenable : subvention, ouverture de crédit, collaboration ou autre.

Veuillez agréer, Monsieur le Président, l'expression de notre haute considération.

Paris, le 8 mai 1918.

Le Secrétaire Général,	La Présidente Générale,
Dr P. BOULOUMIÉ.	S. PÉROUSE.

L'ŒUVRE ANTITUBERCULEUSE
DE L'UNION DES FEMMES DE FRANCE

Depuis le jour où l'*Union des Femmes de France* a été assurée de pouvoir, en cas de guerre, remplir son rôle d'auxiliaire du Service de Santé, en lui fournissant de nombreux hôpitaux auxiliaires et des infirmières instruites pour les desservir, elle s'est préoccupée d'organiser des moyens de secours en vue des tuberculeux et de contribuer ainsi à la lutte contre la tuberculose, sans rien prélever pour cela sur la partie de ses fonds destinés aux victimes des désastres publics, dont l'assistance entre dans son objet.

Par une sage mesure de précaution, elle avait dès longtemps décidé de réserver 80 % de ses ressources pour la préparation de ses hôpitaux et leur fonctionnement pendant les premiers mois des hostilités éventuelles et d'en attribuer 20 % aux victimes des désastres publics. Ceux-ci absorbant, et au-delà bien souvent, les disponibilités normales ainsi créées, il était fait des appels spéciaux, toujours entendus, à la générosité des membres de l'association et du public à l'occasion des sinistres d'une importance particulière.

La tuberculose, assurément, nous apparaissait déjà comme la plus grande des calamités publiques, par sa gravité et par la continuité de ses ravages, mais celle-ci même l'avait pour ainsi dire acclimatée dans l'esprit de la population, la faisant considérer comme une fatalité à peu près inéluctable et ne nous fournissait, par cela même, nulle occasion de solliciter et obtenir du public les concours moraux et financiers nécessaires.

Dans ces conditions, notre budget, à peine suffisant pour nos services prévus, ne nous permettait pas d'intervenir activement et utilement.

Nous nous contentions, dès lors, de préparer l'avenir en multipliant notre propagande en faveur de la lutte contre la tuberculose, par tous les moyens en notre pouvoir : en nous associant à la campagne anti-alcoolique : en ouvrant des cercles et foyers du soldat, des bibliothèques militaires, c'est-à-dire, en fournissant au soldat le moyen de passer agréablement ses heures de liberté en dehors des lieux où il prépare le terrain à la tuberculose, quand il ne l'y contracte pas : en multipliant les sollicitations individuelles, les conférences, les appels au public sous des formes diverses, et, pratiquement, en ouvrant quelques dispensaires pour tuberculeux.

Le 17 Mars 1911, une très belle et retentissante conférence faite, à notre demande, par le Professeur Dieulafoy, sur « nos moyens de défense contre la tuberculose », attire tout particulièrement l'attention sur nos projets de fondations antituberculeuses et nous vaut un certain nombre de souscriptions spéciales. Elle n'est certainement pas étrangère à la libéralité faite peu après à notre Société par Mme Aymeric Doller-Gossblin, se traduisant par un legs important, elle nous permet d'envisager la possibilité immédiate de procéder à une première fondation. C'est de là que date le début de notre intervention active et directe dans la lutte antituberculeuse.

L'année suivante, ce sont : le Doyen, Professeur Debove, le Professeur Léon Bernard et, peu après, le Doyen, Professeur Landouzy, qui font à leur tour, dans de magnifiques conférences, données en séances solennelles de notre Société, de chaleureux appels en faveur de la campagne à poursuivre contre la tuberculose, fléau de la race française. Ce sont là des concours particulièrement précieux qui sont pour nous les stimulants et encouragements les plus utiles.

Dès lors, en plein accord avec notre très distinguée Présidente de l'Union des Femmes de France, que préoccupe tout spécialement cette angoissante question de la tuberculose, nous nous mettons à l'œuvre et, sous son énergique impulsion, nos Comités et Groupes organisent la propagande et adressent des appels aux membres de leur groupement pour faire d'eux à leur tour des propagandistes chargés de faire pénétrer dans l'esprit public ces quelques idées qui justifient et qui imposent la généralisation et la campagne antituberculeuse :

« La Tuberculose est un fléau qui menace la vie de la France ;

« Elle n'est pas héréditaire et presque fatalement héréditaire, comme on le croit trop encore ;

« Surtout traitée au début, la tuberculose est curable dans un grand nombre de ses manifestations ;

Elle est contagieuse et, comme telle, évitable et pourtant elle fait à elle seule plus de victimes que toutes les autres maladies contagieuses réunies ;

Il faut empêcher sa propagation et poursuivre sa guérison. »

A cette occasion, en Février 1912, l'Union des Femmes de France, pour intensifier et coordonner ces efforts, crée sa section antituberculeuse, à laquelle donnent leur concours, à titre consultatif, les plus hautes personnalités, dont nous retrouvons les noms dans la composition du haut Comité consultatif de nos Colonies Sanitaires Agricoles. (V. p. 25).

Quant à nous, personnellement, nous dressons et développons le plan de campagne que nous nous sommes tracé et, forts de l'appui de notre Présidente générale et de l'adhésion, partielle d'abord, totale plus tard, de notre Comité de direction et de celle de la Section et de la Commission antituberculeuses, nous en poursuivons la réalisation.

Nous ambitionnons de pouvoir disposer un jour de multiples établissements systématiquement conçus en vue des indications multiples présentées par le tuberculeux aux diverses périodes de sa maladie. Il faut en effet, comme nous le disions dès ce moment, jalonner de gîtes d'étapes correspondant à celles-ci, la longue route qui conduit le tuberculeux à la mort, s'il n'est arrêté et secouru à temps et comme il convient, tandis qu'il peut, dans bien des cas et pendant la moitié au moins de ce lugubre trajet, lui être victorieusement disputé.

De ces institutions, les unes existent déjà, les autres sont à créer.

Aider les premières et concourir à leur fonctionnement et à leur développement, s'attacher à créer les secondes ou à en provoquer la création, tel est l'objectif que nous proposons aux efforts de l'U. F. F. et des Sociétés de la Croix-Rouge en général. Nous le disions alors expressément dans un article publié dans notre Bulletin et peu après nous le rappelions partiellement dans les termes suivants, sous forme d'épigraphe à notre brochure *Colonies Sanitaires Agricoles* (*in :* supplément au Bulletin de l'U. F. F., n° de février 1912).

« Le service militaire obligatoire, imposant à tous les hommes une inspection médicale à l'âge de 21 ans et l'armée, par ses conseils de révision, repoussant les tuberculeux avérés et, par ses commissions de réforme, éliminant les suspects par la réforme temporaire et les malades par la réforme définitive, deviendront les agents les plus utiles de la croisade antituberculeuse qui s'impose. Ils le seront, le jour où les pouvoirs publics et le public en général, appréciant l'importance de l'œuvre sociale à accomplir, seconderont les Sociétés d'assistance militaire qui, *sans jamais pour cela perdre de vue leur but spécial*, entreprennent la lutte antituberculeuse dans l'armée, telle l'*Union des Femmes de France*, en lui fournissant les ressources nécessaires pour secourir non seulement les réformés temporaires, mais encore les exemptés et les réformés pour tuberculose et, dans une certaine mesure, pour assister les familles dont ils sont les soutiens. »

On le voit, le programme, aujourd'hui partiellement adopté et en voie de réalisation, pour assister les réformés tuberculeux, est dès ce moment envisagé par l'U. F. F. : aussi n'est-elle pas surprise par les événements lorsque la guerre fait éclater la nécessité d'organiser pour eux des établissements et des moyens divers de secours, et en fait-elle immédiatement la proposition dans le Mémoire : *Les Réformés tuberculeux de la période de guerre.*

Au même moment, l'éminent directeur de l'Assistance et de l'Hygiène publiques, M. Brisac, trouve à cette situation la solution la plus heureuse, en faisant mettre par les Conseils généraux à la disposition de son administration, tous les locaux disponibles pouvant être facilement transformés en établissements spéciaux d'assistance, qui deviennent en peu de temps les « *Stations Sanitaires* ». Aussi l'U. F. F. assure-t-elle d'emblée l'Administration de son concours dévoué et entre-t-elle immédiatement avec elle en collaboration. Elle voit avec le même plaisir que sont adoptées aussi ses idées déjà exprimées, touchant l'obligation d'accorder ou de maintenir aux familles les subsides indispensables pour que l'homme encore capable de quelque travail consente à poursuivre sa cure hors de son foyer, qu'il ne voudrait sûrement pas sans cela priver de la part de ressources qu'il pourrait lui procurer.

Cette communauté de vues est le gage certain d'une sincère et active collaboration qui ne pourra que croître dans l'espace et dans le temps.

L'U. F. F. en est d'autant plus heureuse qu'elle estime, avec raison, que ce n'est que par l'association des efforts de l'initiative privée avec ceux des pouvoirs publics, que pourra être menée à bonne fin la lutte antituberculeuse.

Dès lors, elle va s'attacher plus que jamais à seconder dans leur fonctionnement et leur développement les œuvres et institutions existantes et à poursuivre, si non exclusivement, du moins tout spécialement, la création de celles que la pratique fait apparaître comme nécessaires, soit pour combler des lacunes regrettables, soit pour réaliser des perfectionnements qui lui apparaissent comme manifestement désirables.

Mais déjà et dès le moment où elle s'est décidée à entrer dans la lutte qu'elle entend poursuivre systématiquement, elle a étudié, pour dresser et réaliser son programme, les besoins des tuberculeux et les diverses questions que soulèvent la préservation et le traitement de la tuberculose au point de vue familial et social, comme au point de vue individuel.

Elle a créé une section spéciale dite « Section antituberculeuse de l'U. F. F. » et fait appel, pour l'éclairer et la guider, à un Comité consultatif spécial, mentionné déjà, réunissant, comme on l'a vu, les plus hautes compétences.

Avec l'approbation de ce Comité, nous établissons alors nos projets d'intervention, d'après les trois idées directrices suivantes :

1° A tout âge et en toutes circonstances, localisation, périodes et conditions diverses de sa maladie, le tuberculeux doit trouver les moyens de secours appropriés à son état ;

2° En raison de l'imminence des rechutes, chacun de ces moyens doit être organisé en prévision de l'avenir du malade comme en considération du présent ;

3° La protection donnée au malade doit s'étendre à son entourage et doit viser à la préservation de la famille et de la société.

Pour établir l'ordre d'urgence et d'utilité des créations à envisager, nous procédons à l'étude et à la critique des institutions existantes, et notons avec soin celles qui nous paraissent le complément nécessaire à leur associer.

A ce moment, elles se présentent ainsi :

Pour l'Enfant (première et seconde enfance), les œuvres existantes sont nombreuses et variées. Nous n'avons qu'à les seconder éventuellement dans leur fonctionnement et leur développement, qu'il s'agisse de crèches, de pouponnières, de consultations de nourrissons, de distributions de lait stérilisé, de colonies de vacances, de sanatoriums marins et autres, ou de la belle œuvre de placement rural des enfants nés de parents tuberculeux, dite « Œuvre de Grancher ».

Nous rappelons à ce sujet qu'en 1901, l'U. F. F. a fait don du Pavillon qu'elle avait érigé au Champ de Mars, pour l'Exposition universelle, à l'Œuvre des Enfants tuberculeux, pour être réinstallé à Ormesson.

En revanche, nous constatons qu'aucun établissement spécial n'existe **pour les Adolescents** de l'un et l'autre sexe, qu'il est souvent très difficile de les faire admettre dans les établissements pour enfants ou pour adultes, suivant leur degré de développement physique et intellectuel, et que ceux qui y sont admis s'y trouvent le plus généralement dans de médiocres conditions, au point de vue matériel, intellectuel et moral ; et pourtant, à cette période de la vie, qu'il s'agisse de tuberculoses internes ou externes, le nombre est important des malades qui auraient besoin d'assistance dans un établissement spécial.

Pour les Adultes, les installations existantes sont encore insuffisantes, eu égard au nombre si considérable des malades à assister, et le cri d'alarme de ceux qui réclament une lutte active contre le danger qui menace la race, en faisant dans tous les rangs de la société des victimes de plus en plus nombreuses, reste à peu près sans écho.

Il n'y a, comme *sanatoriums gratuits*, que les sanatoriums d'Angicourt, pour hommes, femmes et enfants, et de Brevannes, ouvert aux hommes seulement, dépendant de l'Assistance publique et contenant 150 lits, et l'hôpital-sanatorium de Brevannes, pour hommes, femmes et enfants, 500 lits environ.

Les *sanatoriums populaires*, dans lesquels existent quelques lits gratuits et quelques-uns dont l'Assistance publique et des collectivités telle l'U. F. F. se réservent l'emploi, moyennant rétribution, sont plus nombreux, mais ils ne comportent pas plus de 450 lits environ. La plupart sont ouverts aux malades des deux sexes, mais avec un nombre de lits relativement moindre pour les femmes que pour les hommes.

Les plus importants sont ceux de Bligny, d'Hauteville, de Montigny-en-Ostrevent, celui-ci avec quelques pavillons pour installations familiales.

Trois sanatoriums sont organisés et entretenus par des *collectivités professionnelles* : instituteurs (102 lits), postiers (140 lits), cheminots.

Deux, de 15 lits, sont dirigés et alimentés par des *groupements confessionnels* : le sanatorium israélite de Cimiez, à Nice, et le Pavillon Roussel, protestant évangélique, à Nîmes.

Les *sanatoriums payants*, proprement dits, sont plus nombreux, 20 environ, contenant en tout 1.000 lits environ.

C'est donc environ 2.400 lits seulement de sanatoriums pour adultes des deux sexes, que possède la France à ce moment : c'est vraiment trop peu. Nous devons aider à leur multiplication et à leur développement.

Pour l'ensemble de la population indigente ou nécessiteuse, existent en outre :

a) Un certain nombre de *dispensaires*, dont quelques-uns, parmi les plus importants, calqués sur le modèle magistralement établi de Calmette, de Lille, fonctionnent dans Paris et en province et rendent de grands services, en tant qu'instruments de préservation, de diagnostic précoce, de cure et d'assistance, tels notamment le dispensaire des XIIIe et XVIIe arrondissements, le dispensaire municipal du XXe arrondissement. Vingt-cinq environ existent et fonctionnent dans les départements, parmi lesquels il faut citer particulièrement celui de Lyon, à côté de celui de Lille.

b) Quelques *services hospitaliers d'isolement*, dont 4 à Paris dans les hôpitaux urbains, 1 en Seine-et-Oise, dépendant de l'Assistance publique, et 7 ou 8 en province.

c) Quelques *établissements de cure d'air préventive* ou de convalescence, à peu près en même nombre, dépendant généralement soit de l'Assistance publique, soit des dispensaires.

Pour l'Armée, il n'y a ni sanatoriums, ni hôpitaux spéciaux. L'intérêt individuel est sacrifié à l'intérêt collectif et, en principe, tout homme reconnu tuberculeux-contagieux, ou en passe de le devenir, est éliminé par la réforme, temporaire ou définitive. Quelques tuberculeux cependant restent dans les hôpitaux militaires jusqu'au décès, mais c'est une exception.

Le Directeur du Service de Santé, Dr Troussaint, se préoccupe vivement de la solution à donner à la question, tout comme la Société de médecine militaire, qui reconnaissent et proclament la nécessité pour l'armée, de prévoir, organiser et faire fonctionner des institutions spéciales pour le traitement de ses tuberculeux.

De notre côté, nous appelons l'attention sur la nécessité de telles créations et de moyens d'assistance en vue des exemptés, des ajournés et des réformés temporaires, aussi bien que d'hôpitaux-sanatoriums et d'hôpitaux spéciaux pour le tuberculeux avéré, que l'armée ne peut, sans souci de l'intérêt du malade et de celui de le collectivité, renvoyer purement et simplement dans ses foyers.

Telle est la situation au moment où l'U. F. F., assurée d'avoir réuni les ressources nécessaires pour fonctionner, en cas de guerre, comme auxiliaire du Service de Santé, estime le moment venu de participer activement à la lutte antituberculeuse.

Notre enquête nous montre alors la nécessité :

a) D'avoir des établissements spéciaux ou des sections spéciales dans les établissements existants, *en vue des adolescents* des deux sexes.

b) D'augmenter le nombre ou l'importance des sanatoriums gratuits et des sanatoriums populaires existants, en évitant toutefois de réunir plus de 150 à 200 malades dans chacun de ces établissements.

c) D'avoir, dans tous les sanatoriums, la possibilité d'associer, dès qu'il est possible, à la cure d'aération, de repos et d'alimentation substantielle, un travail agricole peu fatigant, systématiquement dosé et surveillé, qui entraîne les malades vers la vie à la campagne et leur apprenne les moyens d'y trouver ainsi leurs moyens d'existence.

d) De faire de tout établissement ouvert aux tuberculeux une école d'éducation antialcoolique en même temps qu'une école de cure et de préservation antituberculeuse.

e) D'avoir à la disposition des malades ne pouvant être admis ou maintenus dans un sanatorium ou un hôpital :

A. — Des *sanatoriums-satellites* pour ceux qui, déjà améliorés, ne sont pas encore en état de reprendre la vie commune ;

B. — Des centres spéciaux constituant des *colonies-sanitaires d'éducation agricole*, pour ceux qui, peu atteints ou en bonne voie de guérison, peuvent se livrer aux travaux agricoles et être entraînés vers la vie rurale, ou le retour à celle-ci, tout en restant sous une surveillance médicale encore nécessaire ;

C. — Des *hôpitaux-sanatoriums*, pour ceux dont l'état grave ou aggravé ne comporte pas la cure sanatoriale et qu'il y a tout intérêt pour eux-mêmes et pour leur entourage, à maintenir en dehors de leur foyer.

f) De voir s'édifier des *hôpitaux spéciaux*, ou tout au moins des pavillons spéciaux pour tuberculeux et, à défaut, de voir s'organiser dans tous les hôpitaux civils et militaires, des services spéciaux pour tuberculeux, où se précisent les diagnostics, d'où les malades sont envoyés dans les établissements leur convenant plus spécialement, où sont soignés ceux qui, en raison de la gravité de leur état, ne peuvent être utilement ni envoyés dans une des formations déjà envisagées, ni renvoyés chez eux.

g) Pour l'**Armée**, d'organiser des moyens d'assistance pour les conscrits, qu'ils soient exemptés pour tuberculose en évolution ou ajournés pour imminence tuberculeuse pour les militaires en état d'imminence tuberculeuse et maintenus sous les drapeaux ; pour les tuberculeux avérés en instance de réforme et pour les militaires mis, pour le même motif, en situation de réforme temporaire et en réforme définitive pour tuberculose plus avancée.

Ne pouvant nous attacher à réaliser tout ce que comporterait un tel programme, sous peine de rendre vains nos efforts en les disséminant, nous comptons nous restreindre, pour un temps, à l'assistance aux militaires, qui rentre plus particulièrement dans la spécialité de notre Association, en y comprenant toutefois l'assistance aux futurs soldats, les conscrits, et aux anciens soldats, les réformés.

Nous entendons néanmoins ne pas perdre de vue les autres catégories d'assistés à protéger ou à soigner et continuer à donner notre concours à la création et au fonctionnement des dispensaires antituberculeux, qui, en tant qu'agents de dépistage, de diagnostic précis, de traitement de la maladie, de cure non différée du tuberculeux, de protection et d'aide matérielle et morale pour lui et pour les siens, sont, en même temps que les premiers, parmi les plus essentiels des éléments de l'arsenal antituberculeux.

C'est ainsi que nous sommes amenés à nos premières fondations et que, plus tard, au cours de la période actuelle, nous sommes conduits, par les circonstances nous révélant des besoins nouveaux ou se faisant sentir avec plus d'intensité, à poursuivre immédiatement la réalisation de certaines fondations que nous n'aurions pas envisagées encore ou dont la réalisation ne nous avait pas apparu jusqu'à présent avec le caractère d'urgente nécessité qu'elles ont acquis ; telles :

L'Hôtellerie sanitaire, pour les tuberculeux en instance d'admission dans les sanatoriums, stations sanitaires ou hôpitaux spéciaux ;

L'Hôpital-sanatorium, pour les tuberculeux externes réformés ou en instance de réforme (analogue de la station sanitaire pour tuberculeux internes) ;

Le Sanatorium complémentaire de la station sanitaire, pour les malades sortis améliorés des stations sanitaires, mais ayant encore besoin de soins ou de surveillance médicale directe avant la reprise de la vie habituelle ;

La Colonie Sanitaire d'éducation agricole, établissement sanitaire d'éducation et d'entraînement agricoles, médicalement surveillé, destiné aux tuberculeux peu atteints ou reconnus, après la cure sanatoriale faite dans des établissements où n'est pas donnée cette éducation, en état de se livrer à un certain travail, les uns et les autres devant être dirigés, pour assurer leur avenir, vers la vie à la campagne et, dès lors, vers l'agriculture et les métiers ruraux ;

L'Ecole spéciale d'infirmières antituberculeuses, ayant pour but d'assurer le recrutement indispensable d'infirmières visiteuses ou d'infirmières d'hygiène présentant toutes garanties de savoir et de moralité et, dès lors, de faire appel, en leur procurant une carrière honorable et suffisamment lucrative, à des jeunes filles ou jeunes femmes que leurs sentiments poussent à se consacrer au soulagement des malades, mais auxquelles la modicité de leurs ressources ne permet pas de consacrer leur temps à des occupations non rémunérées.

Colonies sanitaires agricoles. Nous faisons adopter, comme première fondation, celle d'une *Colonie Sanitaire Agricole* pour les jeunes soldats mis en situation de *réforme temporaire* pour tuberculose au début ou même en simple suspicion de tuberculose. Cette catégorie de malades, passés par l'armée et appelés à rentrer dans le rang s'ils recouvrent la santé, curables en assez grand nombre s'ils sont soignés comme il le convient et presque tous revenant, dans le cas contraire, avec une notable aggravation de leur état, parait à notre œuvre militaire, particulièrement intéressante à ce double titre.

Pour nous éclairer et nous guider, nous nous sommes entourés des conseils d'un haut Comité consultatif spécial, composé de :

MM.

Le Professeur BOUCHARD, Membre de l'Institut.

Léon BOURGEOIS, Sénateur, ancien Président du Conseil, Ministre du Travail.

Le Professeur CALMETTE, Directeur de l'Institut Pasteur, à Lille.

Le Professeur DEBOVE, Doyen honoraire de la Faculté de Médecine, Membre de l'Académie de Médecine.

DEVELLE, Sénateur, ancien Ministre de l'Agriculture.

Jean DUPUY, ancien Ministre du Commerce, Ministre des Travaux Publics.

Le Docteur FAISANS, Médecin des Hôpitaux de Paris.

L'Amiral FOURNIER.

Le Professeur GARIEL, Président de l'Académie de Médecine.

Le Docteur Marcel LABBÉ, Médecin des Hôpitaux, Professeur agr. de la Faculté.

Général de division DE LACROIX.

Le Professeur LANDOUZY, Doyen de la Faculté de Médecine, Membre de l'Académie de Médecine.

Le Professeur LETULLE, Membre de l'Académie de Médecine.

L'Amiral MARQUIS.

MÉLINE, Sénateur, ancien Président du Conseil, ancien Ministre de l'Agriculture.

MIRMAN, Directeur général de l'Assistance et de l'Hygiène Publiques.

MESUREUR, Directeur de l'Assistance Publique de Paris.

PÉRISSÉ, Président honoraire de l'Association des Industriels de France.

Le Professeur RECLUS, Membre de l'Académie de Médecine.

Le Docteur Paul REGNARD, Directeur de l'Institut National Agronomique.

Le Professeur Albert ROBIN, Membre de l'Académie de Médecine.

Le Docteur ROUX, Directeur de l'Institut Pasteur.

Paul STRAUSS, Sénateur de la Seine.

TISSERAND, Cons. Maitre à la Cour des Comptes.

Le Médecin-Inspecteur général VAILLARD, Directeur du Val-de-Grâce.

Le Docteur VIGER, Sénateur, anc. Ministre de l'Agriculture.

Maurice DE VILMORIN, ancien Vice-Président de la Société d'Horticulture.

Le Médecin-Inspecteur VIRY, du Centre de Rennes.

Cette association de noms, qui représentent autant de hautes compétences en médecine et hygiène, en agriculture, en économie domestique et sociale, en philanthropie, indique par elle-même l'importance que nous attachons à ces fondations et le but que nous poursuivons : être utile au malade dans l'avenir comme dans le présent, en assurant sa vie à la campagne, la seule à sa convenance, et à la Société, en lui conservant des sujets dont beaucoup tomberaient à sa charge et succomberaient prématurément, et en diminuant le nombre des malades à venir, par la diminution apportée dans les chances de contagion.

Dans le rapport que nous lui soumettions à ce moment (Colonies sanitaires par réformes temporaires), nous écrivions, Février 1912, qu'après cette première manifestation de notre activité, nous chercherions à nous occuper au même titre « des Tuberculeux convalescents et réformés » et nous manifestions l'espoir qu'un jour viendrait où la Croix-Rouge pourrait recevoir la mission d'organiser et pratiquer « l'assistance à tous les hommes éliminés de l'armée, à quelque titre que ce soit, pour cause de tuberculose ».

COLONIES SANITAIRES AGRICOLES

Colonies sanitaires agricoles pour les réformés temporaires.

Les Sociétés de la Croix-Rouge, dont l'unique but a été, à l'origine, de préparer, organiser et faire fonctionner des moyens de secours auxiliaires pour les malades et blessés de l'armée en temps de guerre, ont été fatalement amenées à organiser des moyens d'instruction pour leur personnel et dès lors, à créer des institutions d'assistance et d'instruction. Dispensaires et Hôpitaux-Écoles, et à s'intéresser, dans certaines limites et conditions, aux hommes sous les drapeaux en temps de paix ou récemment libérés après avoir servi aux colonies. A leur mission militaire, elles ont ensuite, les unes depuis leur début, d'autres depuis quelques années, ajouté celle de secourir les victimes des calamités et désastres publics.

L'accomplissement de ces tâches, qui, malgré leur importance et l'extension qu'elles ont prise sont ici secondaires, les Sociétés ne doivent jamais l'oublier, permet à celles-ci de se rendre fréquemment utiles aux populations et leur fournit les moyens d'instruction et d'entrainement indispensables à leurs infirmiers et infirmières, comme à ceux qui sont appelés à les diriger.

Il leur a valu la faveur toujours croissante du public, plus facile à émouvoir par les services rendus qu'à intéresser par la perspective de services à rendre dans un avenir plus ou moins lointain.

C'est à ces interventions que sont dues en grande partie les libéralités dont elles sont l'objet et c'est l'une d'elles qui permet à l'*Union des Femmes de France* de mettre à exécution un projet depuis longtemps à l'étude, l'organisation d'un service de secours pour les militaires menacés de tuberculose et mis pour ce motif en *situation de réforme temporaire*, quelques jours ou à plusieurs mois après leur incorporation (1).

Les Réformés temporaires. — Utilité de leur assistance.

Auxiliaires attitrés du service de santé des armées, les Sociétés françaises de la Croix-Rouge doivent avec lui concourir au maintien et au rétablissement de la santé des hommes et à la conservation des effectifs. A ce double titre, elles sont fondées à s'occuper tout spécialement d'assister ces jeunes soldats que leur débilité ou les débuts d'une maladie chronique, qui est le plus souvent la tuberculose, font, pour un temps, éloigner de l'armée.

Placés et maintenus pendant un temps suffisant dans de bonnes conditions hygiéniques et soignés comme ils doivent l'être, ils peuvent en assez grand nombre rentrer dans le rang et plus tard reprendre un travail qui assure leur subsistance. Laissés au contraire dans de mauvaises conditions hygiéniques et mal soignés, comme ils le sont le plus souvent dans leurs familles, par la force des choses, ils sont perdus pour l'armée, et, à une échéance plus ou moins longue, perdus pour le pays. Le professeur Lemoine, médecin en chef du Val-de-Grâce, le dit expressément dans un important travail sur la première étape de la tuberculose devant le Conseil de revision et la Commission de réforme. De plus, ignorants des précautions à prendre en vue de sauvegarder leur entourage, par la contamination qu'ils pourront, dans un avenir peut-être prochain, semer autour d'eux, ils risquent de créer et ils créent trop souvent hélas ! les exemples en sont nombreux, des foyers de tuberculose dans les familles et les localités, même les plus saines jusque-là.

Intérêt individuel, intérêt militaire, intérêt social concordent donc pour justifier l'organisation de moyens spéciaux de secours en vue de cette catégorie si intéressante de jeunes gens.

Le nombre des réformés temporaires, dont plus d'un quart sont en état de tuberculose, latente mais à manifestation plus ou moins imminente, est en moyenne, depuis 5 ans, de 6.766 à l'intérieur et de 247 en Algérie-Tunisie.

Il a même été très supérieur à ces chiffres au cours des années précédentes.

(1) La circulaire du 13 janvier 1908 mentionne comme motif susceptible d'entraîner la mise en réforme temporaire : l'*imminence tuberculeuse*.

Les statistiques suivantes sont à cet égard d'un réel intérêt.

RÉFORMES TEMPORAIRES :

	Intérieur		Algérie-Tunisie		Armée entière
	—		—		—
1905..........	12,850		601		13,453
1906..........	8,386		370		8,756
1907..........	6,333	Moyenne	244	Moyenne	6,577
1908..........	5,962	6,766	213	247	6,175
1909..........	5,721		206		5,927
1910..........	7,481		204		7,685

La raison de cette diminution dans le nombre des réformés temporaires n'est pas malheureusement dans la diminution du nombre des hommes atteints de tuberculose, mais en partie dans la proportion plus grande des réformes définitives prononcées au cours des dernières années, la réforme temporaire n'ayant pas donné, chez les suspects de tuberculose, les résultats espérés.

La plupart de ces hommes, en effet, s'étant trouvés dans l'impossibilité de prendre le repos et de recevoir les soins que nécessitait leur état, n'ont pas bénéficié de leur éloignement temporaire de l'armée et de ses fatigues et ont été, après un an ou après deux ans, trouvés porteurs de lésions qui ne permettaient plus leur réincorporation.

Le service de santé a dès lors proposé d'emblée, pour la réforme définitive, des hommes dont antérieurement il demandait la réforme temporaire. Il la demanderait encore pour eux s'il était assuré que les soins nécessaires leur seraient donnés dans des établissements spéciaux, sinon dans leur famille.

S'il en était ainsi, nous ne verrions sans doute plus, malgré le recrutement intensif que nous impose l'insuffisance de la natalité, les pertes annuelles de l'armée, par réforme définitive ou décès dus à la tuberculose, atteindre l'énorme proportion de 7,62 °/₀₀ qu'elle atteint encore aujourd'hui, alors surtout qu'elle n'est plus dans l'armée anglaise, autrefois si éprouvée, que de 1,84 °/₀₀ et le chiffre des décès, malgré des réformes beaucoup plus nombreuses en France qu'à l'étranger, atteindre 0,73 °/₀₀ (après toutefois avoir été de 1,40 °/₀₀ jusqu'en 1888 et de 0,88 °/₀₀ jusqu'en 1898) contre 0,27 °/₀₀ en Angleterre et 0,20 °/₀₀ seulement en Allemagne.

En 5 ans, de 1906 à 1910, l'armée française a vu disparaître de ses rangs, *du fait de la tuberculose*, 35.700 hommes, dont, par décès : 2,032 ; par réforme : 25,171 ; par réforme temporaire : 8,500 environ (sur un total de 33,883 réf. temp. parmi lesquels un nombre infime a pu être réintégré après un à deux ans passés dans cette situation.

Dans quelles conditions l'Union des Femmes de France entend intervenir actuellement dans la lutte contre la tuberculose.

Il est vraiment intéressant et d'une incontestable utilité, dans de telles conditions, de voir les Sociétés françaises de la Croix-Rouge, qui prennent de jour en jour une extension plus grande, mettre au service de la croisade anti-tuberculeuse qui s'impose, leur influence et leur activité, faire appel à des ressources spéciales pour créer et alimenter les fondations nécessaires et disposer occasionnellement en leur faveur, pendant les périodes de paix, de leur personnel, au besoin même de leur matériel.

Cette intervention ne saurait d'ailleurs manquer d'apparaître comme des plus légitimes quand on sait qu'en France, il meurt annuellement plus de 100,000 tuberculeux et surtout que sur les 800,000 Français reconnus et traités comme tuberculeux, beaucoup sont des enfants ou des jeunes gens qui auraient fait des soldats et beaucoup sont déjà des soldats, chez qui le service militaire a été la cause de l'explosion de la maladie, sinon de la maladie elle-même.

Dans l'état actuel des choses, l'*Union des Femmes de France*, soucieuse de rester dans la limite de sa mission et de n'entreprendre que ce qu'elle est assurée de pouvoir mener à bonne fin et désirant en même temps ne pas empiéter sur les attributions d'une série d'autres organisations anti-tuberculeuses françaises déjà existantes, entend se borner dans la lutte contre la tuberculose à la part qu'elle a le droit et le devoir de prendre et dès lors à s'occuper exclusivement de l'assistance aux militaires mis pour cette cause en situation de réforme, en commençant par les jeunes soldats menacés de tuberculose ou seulement au début des manifestations tuberculeuses. L'armée ne peut les conserver ni dans ses rangs, parce que trop faibles, ni dans ses hôpitaux, parce que valétudinaires mais non malades et elle ne peut cependant les renvoyer définitivement, parce que curables ; elle les place dès lors en situation de réforme temporaire, mais ne leur assure aucun secours.

En s'occupant d'eux, la Société contribuera à diminuer les

ravages de la tuberculose ; elle soulagera les autres organisations anti-tuberculeuses sans marcher sur leurs brisées et elle rendra à l'armée et au Pays un éminent service ; sa situation officielle lui en laisse le droit ; son but patriotique et humanitaire lui en fait un devoir.

Plus tard, bientôt sans doute, si comme il est probable et désirable, des ressources spéciales suffisantes le lui permettent, elle ira au-delà, cherchant à étendre son assistance à toutes les victimes militaires de la tuberculose, et dès lors s'occupera, au même titre que des réformés temporaires, des tuberculeux convalescents et réformés.

Un jour viendra même peut-être où le Gouvernement, reconnaissant les services rendus par les Sociétés de la Croix-Rouge et appréciant ceux qu'elles peuvent rendre, leur donnera-t-il, dans l'intérêt de l'armée et du pays tout entier, la mission d'organiser cette assistance à tous les hommes renvoyés de l'armée à quelque titre que ce soit pour cause de tuberculose, imitant en cela ce qui s'est fait en Italie, alors que la Croix-Rouge a été officiellement chargée, en raison de sa puissante organisation et de ses nombreuses ramifications sur tous les points du royaume, d'entreprendre et de poursuivre la campagne anti-malarienne, qu'elle a si brillamment et si utilement menée à bonne fin, en n'imposant au trésor que des charges minimes.

S'inspirant de ces principes, l'*Union des Femmes de France* organise en ce moment pour les jeunes soldats en imminence de tuberculose, les installations qui ont paru à ses conseils médicaux les plus aptes à atteindre le but qu'elle s'est proposée.

Elle a considéré avec raison que c'est tout spécialement à une œuvre féminine qu'incombe le soin de créer et surveiller des organisations de ce genre.

La femme est, en effet, toute désignée par ses aptitudes et son rôle social pour être partie active dans la lutte contre la tuberculose, maladie contagieuse que préparent les mauvaises conditions hygiéniques et que fait naître la pénétration des bacilles dans l'organisme, particulièrement avec les poussières respirées et les aliments ingérés.

N'est-elle pas plus apte que l'homme à remplir la première partie de la tâche qui s'impose dès lors dans cette lutte, en donnant l'exemple de la propreté et en l'exigeant autour d'elle, en veillant à la salubrité de la maison, en faisant connaître les dangers et les ravages de l'alcoolisme et son influence sur le développement de la tuberculose, en répandant les notions et les pratiques de l'hygiène familiale, et, à effort égal, n'y réussira-t-elle pas infiniment mieux que l'homme ? Est-elle moins apte au rôle de secouriste qu'à celui d'éducatrice des tuberculeux ? assurément non, et en remplissant celui-là, elle n'oubliera pas celui-ci. On ne peut d'ailleurs que souhaiter de voir les femmes joindre de plus en plus, en France, leurs efforts à ceux faits de tous côtés pour lutter contre le redoutable fléau qu'est encore de nos jours la tuberculose, et on ne peut douter du succès qui les couronnera en considérant les bienfaits des divers groupements féminins poursuivant déjà le même but dans les divers pays ; tels le Conseil National des Femmes en Allemagne, en Suède et dans certains centres de l'Amérique, la Société des Dames de la Croix-Rouge en Allemagne, l'Association des Femmes pour la Santé publique en Norvège, le Comité des Dames patronnesses de la Ligue Nationale contre la tuberculose en Belgique, les Comités des Dames de la plupart des Sociétés de secours aux tuberculeux en France.

C'est donc assurée, d'une part, de rester dans l'esprit de sa fondation, et, d'autre part, de fournir à l'armée et au pays une aide des plus utiles et de concourir efficacement à la protection de la santé publique, que l'*Union des Femmes de France* organise ses services de secours aux jeunes soldats temporairement réformés.

Création des Colonies agricoles sanitaires de l'Union des Femmes de France.

Le plan général adopté comporte la création, sur plusieurs points du territoire de la France et en Algérie-Tunisie, non de sanatoriums urbains, suburbains ou ruraux, qui ne répondraient pas au but poursuivi, mais d'établissements de plein air, où repos hygiénique ou occupations en rapport avec l'état physique des pensionnaires puissent être pratiqués dans les meilleures conditions.

Un certain degré d'exercice à cette période est manifestement utile, car, ainsi que l'ont montré les professeurs Kelsch et Grancher, on constate chez les jeunes soldats porteurs de tuberculose latente, que la vie au grand air, les exercices de l'assouplissement et de l'entraînement progressifs ont souvent une influence salutaire.

La race française, ancestralement douée pour la vie des champs, lui doit sa vigueur. Elle s'accommode mal de la vie des villes, qui est rapidement pour elle une cause de dépérissement, surtout dans les grands centres et les localités surpeuplées, et ce qui est vrai pour la race l'est d'une manière plus apparente encore pour l'individu et tout particulièrement pour l'habitant des campagnes transplanté dans la grande ville ; mais, par un juste retour, l'air pur des campagnes, la vie calme des champs, loin des excitations de toutes sortes, sont pour lui un puissant moyen de rétablissement. C'est donc là qu'il faut le renvoyer quand sa santé fléchit et quand il est recueilli, menacé de tuberculose, dans un refuge quelconque ; il faut de plus, dans l'intérêt d'autrui comme dans son intérêt propre, qu'à côté des soins personnels que nécessite son état, il y reçoive l'instruction et l'éducation anti-tuberculeuses, car non contagieux aujourd'hui, il peut le devenir demain. Il faut, en outre, et quand même, en raison de l'influence morale, dont il faut tenir ici grand compte, que tout concorde pour qu'il s'y considère non comme un malade, mais comme un valétudinaire dont la santé dépend de lui autant que de ce qui l'entoure et qui doit trouver dans son rétablissement sa récompense à l'observation des règles et pratiques qui lui sont imposées ; il faut enfin qu'il y trouve le moyen d'occuper agréablement et hygiéniquement son temps, sans se fatiguer, et, autant que possible, en y apprenant un métier qui pourra plus tard être exercé sans danger et assurer sa subsistance.

Les travaux horticoles et certains travaux agricoles sont, à cet égard, les meilleurs. Ils sont parmi les plus faciles à régler au point de vue de la fatigue à éviter. S'exerçant généralement en plein air, en pleine lumière, souvent au grand soleil, ils sont par cela même de nature à contribuer largement à l'affermissement de l'individu et à son rétablissement par l'action favorable exercée sur le terrain, qui, ayant reçu la graine tuberculeuse, le bacille, doit être mis en mesure de s'opposer à sa pullulation dans l'organisme. « Le consentement de l'organisme aux méfaits du bacille de Koch, assume dans la pathogénie de la tuberculose un rôle tout à fait prépondérant » disait avec raison le savant professeur Kelsch au Congrès de la Tuberculose de 1905, en montrant l'importance majeure du terrain dans l'évolution de la tuberculose.

Les mêmes principes, avec une part plus restreinte faite au travail et une part plus large faite au repos en plein air, seraient applicables aux colonies sanitaires pour réformés pour tuberculose au début des manifestations tuberculeuses ou sans réactions fébriles accusées.

Le regretté professeur Dieulafoy, organisateur et chef du grand service central récemment créé à l'hôpital Laënnec, s'intéressait particulièrement à ce projet, qu'il approuvait entièrement dans ses grandes lignes et nous promettait son concours le plus actif pour sa réalisation. Il en témoignait d'ailleurs éloquemment, il y a quelques mois à peine, dans sa magnifique conférence sur les moyens de défense contre la tuberculose, faite à l'*Union des Femmes de France*, quand il nous disait : « Il y a là une lacune à combler ; il faut éviter qu'en sortant de l'armée les tuberculeux indigents aillent contaminer leurs familles et leur entourage. Pour cela, on devrait les envoyer à la campagne, dans des dispensaires qui leur seraient uniquement réservés. Ils pourraient s'y soigner et guérir, et leur entourage familial se trouverait sauvegardé ».

« Pour arriver à ce résultat, nous disait-il encore, on se contenterait de dispensaires créés à peu de frais, où le tuberculeux trouverait comme base de son traitement une hygiène parfaite, l'air, la lumière, le repos relatif et l'alimentation qui lui convient. Ces dispensaires à bon marché, comprenant une maison pour quinze ou vingt personnes et un lopin de terre à cultiver, seraient multipliés dans les différentes régions du territoire ».

« Dans la lutte qu'elle entreprend contre la tuberculose dans l'armée, ajoutait-il, l'*Union des Femmes de France* donne un bel exemple en commençant à réaliser ce projet » et il terminait « en conviant tous ceux qui ont à cœur de réaliser une œuvre éminemment patriotique en France à s'associer à cet effort salutaire. »

De son côté, le professeur Landouzy exprimait excellemment, dans une remarquable conférence faite peu après sur la préservation de la tuberculose, à l'hôpital-école de la Société Française de secours aux Blessés, les idées générales qui ont été les inspiratrices et resteront d'autant plus les directrices des fondations en voie d'exécution à l'*Union des Femmes de France.*

Après avoir fait remarquer que parmi les conditions sociales préparant et facilitant la tuberculose, il faut compter surtout avec l'exode des villages vers les villes et le retour à la bourgade ou au hameau, sains jusque-là, de ruraux tuberculisés dans les logis sordides, les ateliers, les usines, les chambres de domestique ou les loges de concierge et le retour au pays des soldats renvoyés de l'armée par congés ou réformes, M. Landouzy ajoutait : « Par la création et l'entretien de maisons de convalescence à la campagne, par la création de colonies militaires à la campagne, colonies fixes ou volantes, mobilisant personnel et matériel de la Croix-Rouge, vous apporterez, Mesdames, une fière coopération à une œuvre de vrai salut public... Retenant convalescents et réformés en vos baraquements le temps nécessaire pour les réconforter et les éduquer, vous ferez que de nombreux tuberculeux vous quittant avec l'espoir de se guérir à l'air natal » reviendront dans leurs familles, instruits des précautions à prendre pour que par « le pays » retour de la grand'ville, ne naisse pas à la maison ou au village une nouvelle endémie tuberculeuse ».

Le professeur Albert Robin, de son côté, invoquant sa propre expérience et, pour apprécier ce qu'on peut attendre d'un séjour assez prolongé, avec travail modéré médicalement surveillé, dans des asiles ruraux chez les prétuberculeux adultes, se basant sur les résultats obtenus déjà de divers côtés et sur les analogies à établir avec ceux, si manifestement favorables, constatés chez les enfants prétuberculeux de son Dispensaire parisien et les Pupilles de l'Œuvre de Grancher, donne son entière adhésion aux projets de l'*Union des Femmes de France.* Il considère même ces fondations, avec les développements qu'elles comportent, en vue des tuberculeux malades proprement dits, comme pouvant être de la plus grande utilité pour la lutte contre la tuberculose, dans laquelle il s'est lui-même depuis longtemps engagé. MM. le professeur Letulle et le docteur Faisans approuvent, eux aussi, entièrement ce projet, en insistant toutefois sur la nécessité d'arrêter tout travail en cas d'élévation même minime de la température du sujet et de reprendre alors la cure de repos dont la durée sera fixée par le médecin seul.

M. Faisans insiste de plus pour que, par une sélection attentive, il ne soit admis que des hommes suspects de tuberculose, à l'exclusion d'anémiés et de fatigués ou de convalescents quelconques, qui prendraient la place d'autres en vue desquels les colonies sont instituées et se trouveraient dans un milieu qui pourrait, à un moment donné, malgré toute la surveillance exercée, devenir pour eux inutilement dangereux, comme à l'exclusion de malades déjà porteurs de lésions tuberculeuses confirmées.

Le professeur Debove, Doyen honoraire de la Faculté de Médecine, dans sa belle et toute récente conférence, faite à l'*Union des Femmes de France* sur « la Tuberculose, son hygiène préventive et curative » dit, de nos colonies sanitaires, qu'elles réaliseront les meilleures conditions hygiéniques de traitement désirables pour la catégorie de sujets que nous avons en vue.

Nécessité installa- ns dis- ctes pour diverses égories sujets à ister.

De telles appréciations sur l'utilité et le mode prévu de l'intervention des Sociétés de la Croix-Rouge ne laissent pas de doute sur les résultats à attendre des fondations en voie d'exécution et en projet.

Ce sont bien des asiles ruraux qu'il faut créer : mais quelle catégorie de sujets faut-il y admettre et comment doivent-ils fonctionner ?

On est obligé, quand il s'agit d'assistance aux tuberculeux, de distinguer entre ceux qui sont contagieux et ceux qui ne le sont pas, et quand on les recueille dans des asiles quelconques, on a le devoir de ne pas mélanger les uns et les autres.

Aussi, quant à nous, faute de ressources suffisantes pour réaliser quant à présent tout notre programme, n'envisageons-nous et ne pouvons-nous envisager aujourd'hui que l'assistance aux réformés temporaires, c'est-à-dire à des hommes non contagieux, parce qu'en imminence seulement d'accidents tuberculeux, que nous ne devons pas mettre en contact avec des tuberculeux, pouvant par la contamination, aggraver leur état ; mais nous devons prévoir la destination à donner à ceux qui, dans nos fondations actuelles, deviendraient contagieux (1). Il faut, de plus, si nous voulons trouver l'écoulement des produits du travail de nos assistés dans les colonies actuellement en voie de fondation,

(1) Une entente est d'ores et déjà établie pour eux avec les Sanatoriums de Bligny et de Montigny-en-Ostrevent.

qu'il soit bien établi et bien connu qu'il sont sans danger pour le consommateur.

Toutes les installations préconisées et prévues, dispensaires, sanatoriums, hôpitaux spéciaux, sont donc utiles et d'une utilité presque égale ; mais en ce qui nous concerne, nous ne pouvons actuellement, pour assurer le placement de ceux de nos pensionnaires qui deviendraient des malades, qu'établir une entente avec des sanatoriums ou hôpitaux spéciaux déjà existants, sauf à ce qu'il soit procédé ultérieurement, par nous ou par d'autres, à la création de colonies ou sanatoriums spéciaux pour les tuberculeux réformés et d'asiles ruraux pour les convalescents.

Comment seront organisées les colonies d'après ces principes.

Ces principes admis, voici comment nous comprenons et nous établissons nos institutions et moyens d'assistance aux réformés temporaires de l'armée.

Ces institutions sont des colonies agricoles de repos, de développement physique et d'instruction, médicalement dirigées et surveillées.

Leur emplacement est et sera toujours choisi dans un lieu désigné par sa salubrité et l'ensemble des conditions hygiéniques reconnues les plus favorables. (Il pourra exceptionnellement y avoir, si les conditions économiques le permettent, des colonies à séjour estival et hivernal.)

Sans vouloir opposer la cure de travail préconisée par les Anglais à la cure de repos préconisée par les Allemands, le travail des pensionnaires y sera admis et prescrit en principe, « chacun des deux systèmes, travail même gradué et repos absolu, ne valant que pour le cas auquel on l'applique » (professeur A. Robin).

Repos et travail, au sujet desquels il ne saurait être établi une règle uniforme, y seront dès lors prescrits par le médecin traitant, tenu régulièrement au courant de la situation de chaque pensionnaire par sa feuille individuelle, sur laquelle seront, autant qu'il sera nécessaire, portées les indications journalières concernant la température et le nombre des pulsations, le matin et le soir, et tout particulièrement immédiatement et une demi-heure après le travail, et les indications hebdomadaires, bi-mensuelles ou mensuelles, concernant le poids, toujours pris aux mêmes heures et dans les mêmes conditions, le périmètre thoracique, le chiffre de la capacité respiratoire et celui de la tension artérielle et le résultat de l'analyse des urines, ainsi que les divers incidents qui auront pu se présenter ; ces feuilles étant tenues à jour par l'infirmière diplômée de l'*Union des Femmes de France* attachée à chacune des colonies.

Une chambre ou salle d'infirmerie sera installée dans chacune d'elles.

La notion de l'action bactéricide du soleil et de la lumière, qui aura présidé au choix de l'emplacement de la colonie, et de l'utilité d'une large aération, présidera aussi à la disposition et à l'utilisation des ouvertures, fenêtres et portes, ainsi qu'à celle des vérandas et galeries de cure.

L'éducation anti-alcoolique et anti-tuberculeuse y sera donnée par l'exemple, par les prescriptions du règlement, par les pratiques en usage dans la colonie, par des tableaux, des causeries et des livres mis à la disposition des pensionnaires.

Tubercu-
e et tra-
il agri-
e.

Pour ce qui concerne le travail, qui sera médicalement réglé suivant l'état des sujets, le médecin s'inspirera de l'expérience acquise et surtout de l'influence de l'activité physique sur chacun des assistés.

Il y a longtemps déjà, le travail des champs a été préconisé dans la tuberculose et Van Swieten, au XVIIIe siècle, disait à ce sujet : « Leurs forces croissant, libres de tous soucis, qu'ils exercent leurs corps aux travaux les moins pénibles de l'agriculture et qu'ils y emploient leur temps » ; mais arrivons à des faits plus récents et dès lors de contrôle plus facile et dont nous avons nous-même été témoin :

Il y a une douzaine d'années, le docteur Vaudremer, de Cannes, reprenant cette idée, qui depuis lors a été avec succès mise en pratique, en Angleterre notamment et tout particulièrement par le docteur Paterson, de Fimley, et le docteur Inman (qui voit dans le travail un stimulant provoquant une auto-inoculation artificielle curative), a, dans sa colonie, qu'il a plus tard appelée « Asile Pasteur », obtenu les résultats les plus encourageants. — « Il est intéressant, dit-il, de suivre les jeunes gens soumis à cet entraînement prudent. Leur développement thoracique est des plus nets ; ils perdent généralement un peu de poids, mais cet abaissement ne se continue pas ; leur aspect se transforme ; de bouffis et pâles qu'ils étaient (après repos et suralimentation), ils deviennent le plus souvent colorés et bien musclés. » Le professeur Albert Robin, de son côté, signale une diminution de l'embonpoint coïncidant avec une diminution du poids brut et une augmentation du poids spécifique et la considère comme favorable ; de même le docteur Canton, médecin adjoint du Sanatorium de Brévannes. Au point de vue du résultat ultérieur, M. Vaudremer dit des anciens assistés de la colonie, qui y avaient séjourné de 1 à 2 ans, certains même pendant 3 ans et qui s'étaient placés après, le plus grand nombre comme jardiniers : « d'après les renseignements que nous avons sur leur santé et sur leur réussite relative dans la vie, nous pouvons être satisfaits d'un résultat qui dépasse toute espérance.

On en peut espérer mieux encore, les pensionnaires envoyés à la colonie ayant été loin de présenter à leur arrivée les conditions à exiger dorénavant. La plupart étaient encore des malades et non des convalescents ; deux d'entre eux avaient au moment de leur arrivée une température supérieure à 39°.

En ne s'adressant dans l'avenir qu'aux prétuberculeux ou aux convalescents, on doit obtenir des résultats toujours excellents. »

Dépenses prévues. — Au point de vue économique, et ce point de vue mérite d'attirer et de retenir l'attention quand on entreprend une œuvre aussi considérable que celle que nous abordons, le docteur Vaudremer estime que ces colonies doivent se suffire à elles-mêmes par la consommation et la vente de leurs produits.

C'est une erreur.

Le professeur Albert Robin évalue la capacité moyenne de travail de la catégorie de sujets que nous avons en vue, la journée de travail de huit heures étant prise comme base, à 45 %, 55 % au plus du travail normal que produirait un valide de même âge, et encore faut-il que le travail demandé ne nécessite pas un effort musculaire exagéré.

C'est là précisément ce qu'a été le rendement des « assistés par le travail » à la Chalmelle. Celui de la colonie doit être évalué, comme rendement, au-dessous de cette proportion, tous les hospitalisés ne pouvant y être régulièrement soumis.

Que doit être la colonie et quels travaux doivent y être pratiqués.

Il faut que, comme pour ceux-ci, la colonie soit, en quelque sorte, une ferme-école, et pour cela qu'elle soit une ferme modèle, avec un grand jardin pour l'horticulture, et que les cultures, quelles qu'elles soient, y soient toujours des cultures soignées. Il faut de plus qu'elles soient choisies parmi celles qui nécessitent une main-d'œuvre abondante, et, spécialement pour ce qui concerne les prétuberculeux, il faut qu'elles soient peu fatigantes, pour qu'elles puissent être relativement rémunératrices sans risquer de compromettre la santé des hommes.

Beaucoup de travaux se rapportant à la culture florale et à la culture maraichère, particulièrement intéressantes l'une et l'autre, peuvent être confiés à notre catégorie d'assistés ; mais ces cultures varieront avec le sol, le climat, la présence ou l'absence de moyens d'arrosage dans chacune de nos colonies. Il ne peut donc, dans un rapport d'ensemble, être mentionné que les idées directrices présidant à l'économie générale de cette œuvre rurale. Suivant les circonstances, culture florale, culture maraichère intensive, culture maraichère en plein champ, culture d'arbres à fruits, culture de plantes médicinales et de plantes pour distillation, seront les travaux préférés. Plusieurs de ces cultures donnent lieu à un travail de cueillette nécessitant beaucoup de main-d'œuvre et n'entrainant pas de fatigue.

Normalement, il faut compter pour la culture ordinaire un homme pour cinq hectares ; pour la culture maraichère en plein champ, un homme pour un hectare ; pour la culture maraichère intensive, trois hommes pour un hectare. Nos pensionnaires devant produire environ de 45 à 50 % du travail normal, ces chiffres doivent être doublés pour calculer l'étendue de terre à prévoir théoriquement d'après le nombre prévu d'assistés à admettre dans chaque colonie.

Nous nous sommes, au sujet du travail à fournir à nos assistés, assuré les conseils les meilleurs et les concours les plus désintéressés et les plus dévoués des hommes les plus compétents en matière d'horticulture et d'agriculture, qui ont bien voulu accepter le titre de membres de la section technique du Comité d'honneur consultatif de nos colonies.

Nous sommes donc certains d'être bien dirigés.

Aux travaux des champs se joindront les travaux, plus ou moins importants, suivant les circonstances, de la ferme, dans laquelle, tant pour le bon fonctionnement économique de la colonie que pour l'éducation et la distraction des pensionnaires, il est bon qu'il y ait toujours un certain nombre d'animaux, vaches et animaux de basse-cour, porcs, lapins et poules notamment.

La rémunération du travail consistera : (a) dans l'entretien (logement, vêtement, nourriture, chauffage, éclairage, blanchissage, etc.) ; (b) dans une indemnité fixe de travail de 0 fr. 50 par jour (3 francs par semaine) dont, en principe, moitié mis en réserve pour constituer un pécule à remettre à l'assisté lors de sa sortie et moitié versé hebdomadairement à celui-ci, certaines allocations supplémentaires étant prévues par le règlement et pouvant dès lors venir hebdomadairement ou mensuellement s'ajouter à l'indemnité fixe.

Voici comment nous comprendrions l'administration et le fonctionnement de ces colonies.

Administration et direction des colonies

Une Commission administrative veillerait sur les colonies ; elle serait secondée par un Comité technique consultatif appelé à donner son avis sur les travaux agricoles et horticoles à exécuter dans chacune d'elles.

La Direction serait confiée, en principe, au médecin en chef résidant ou à un administrateur-directeur, si le service médical était assuré par un médecin ou des médecins ne résidant pas dans la colonie ou à proximité immédiate de celle-ci et ne pouvant exercer dès lors la surveillance nécessaire à la direction effective.

. . . .

La direction des cultures serait, dans toute colonie de quelque importance, attribuée à un cultivateur professionnel, chef de culture, placé sous les ordres du directeur. Il serait assisté d'un ou deux garçons de ferme, suivant l'importance de la colonie, pour les gros ouvrages qui risqueraient de fatiguer les pensionnaires.

L'infirmière diplômée serait, sous la direction et la responsabilité du médecin, chargée de la surveillance hygiénique de la colonie et des pensionnaires et des soins à donner aux malades.

Elle assisterait le médecin dans ses visites et consultations et tiendrait à jour la fiche sanitaire de chacune des hospitalisés.

. . . .

Dr P. Boulomié.

Paris, 6 Février 1912.

Nous appelions, on le voit, tout particulièrement l'attention sur la nécessité de créer des asiles ruraux et nous prévoyions des sanatoriums entourés de terrains propres aux cultures maraichères et florales, désirant en même temps que soigner nos malades, les préparer à un métier leur permettant de gagner leur vie à la campagne, dans les conditions hygiéniques les plus favorables pour éviter ultérieurement des rechutes ou des récidives, dont la plupart seraient fatalement atteints s'ils revenaient aux travaux de l'usine ou de l'atelier urbain, dans une atmosphère non ensoleillée, confinée, chargée de poussières et sans cesse exposés aux dangers de l'encombrement dans les logements ouvriers, insuffisamment aérés et ensoleillés, et aux tentations, du cabaret et autres, des villes et des agglomérations diverses.

Notre plan général est ainsi adopté, comportant la création, sur plusieurs points du territoire de la France et en Algérie-Tunisie, non de sanatoriums urbains, mais d'établissements de plein air, où repos hygiénique et occupations en rapport avec l'état physique des pensionnaires, travail agricole tout particulièrement, pourraient être pratiqués dans les meilleures conditions. Nous estimons en effet que, médicalement surveillé et dosé, le travail ne peut avoir, dans la plupart des cas, qu'une influence favorable sur la santé physique et morale du malade et nous voulons faire l'application de ce principe, qui d'ailleurs, a déjà montré en France et en Angleterre surtout, ce qu'on peut en attendre. A ce moment déjà, nous prévoyions, on l'a vu, la « création de colonies ou sanatoriums spéciaux pour tuberculeux réformés et d'asiles ruraux pour les convalescents ».

Ces principes étant admis, nous établissons ainsi les conditions qui doivent présider à l'installation de ces divers établissements.

A. — Les colonies sanitaires agricoles doivent être installées dans les meilleures conditions possibles de salubrité.

B. — Par le climat de la région, elles doivent permettre aux assistés de vivre sans offense au grand air et au soleil pendant le plus longtemps possible, et leur éviter brouillards, grands vents, excès de froid ou de chaud.

C. — Les terres doivent être plutôt légères et convenir aux cultures donnant le maximum d'occupation et nécessitant le minimum d'efforts, tout en donnant lieu à des travaux extérieurs instructifs, intéressants et productifs pendant la plus grande partie de l'année.

D. — La colonie doit avoir une étendue suffisante pour occuper de vingt-cinq à cinquante assistés au moins.

E. — L'eau de boisson doit être de bonne qualité et à l'abri des agents de contamination ; l'eau d'irrigation doit s'y trouver ou pouvoir y être amenée dans des conditions peu onéreuses en quantité suffisante pour favoriser les cultures maraîchères et florales.

F. — Les bâtiments doivent être bien exposés, en bon état et suffisants pour contenir 25 à 50 assistés au moins, plus le personnel de direction et de service, dans de bonnes conditions hygiéniques.

G. — La Colonie doit être d'accès facile et, autant que possible, à proximité des centres d'approvisionnement et de consommation suffisants ou tout au moins reliée de façon pratique à ceux-ci.

H. — Le service médical doit pouvoir en être assuré dans des conditions donnant toute sécurité et n'exigeant pas des dépenses exagérées.

I. — Le prix d'achat, étant tenu compte des dépenses complémentaires prévues et à prévoir dans chaque cas particulier, ne doit pas dépasser une somme qui ramènerait au-dessous des nécessités celle à réserver pour l'entretien des hommes et le fonctionnement de la colonie en général.

Après examen de 24 propriétés et rapport fait sur chacune d'elles, notre choix se porte, conformément à l'avis de la Commission, sur celle de Tonnay-Charente, qui, avec son château historique et ses dépendances, l'étendue et la qualité des terres qui l'entourent, réunit l'ensemble de ces conditions essentielles. Les résultats obtenus le justifient.

Tonnay-Charente, Colonie militaire. — Pendant la période de son organisation en vue des réformés temporaires, la Direction du Service de santé, approuvant notre initiative et voulant réaliser le désir, maintes fois exprimé par les médecins militaires, de voir, dans l'intérêt des hommes et de l'armée, les sujets habituellement mis depuis quelques années en situation de réforme temporaire être retenus pour être traités dans des établissements spéciaux, obtient du ministre qu'elle nous confiera certains de ces hommes, que l'armée ne peut conserver ni dans le rang, parce que trop faibles, ni dans les hôpitaux, parce que valétudinaires, mais non malades, et qu'elle ne peut cependant mettre en réforme définitive, parce que curables.

Ce sera là, je l'espère, disais-je alors, la première étape d'une entente et d'une collaboration fécondes du service de santé et des Sociétés de la Croix-Rouge pour la lutte contre la tuberculose dans l'armée.

Ce ne sont donc plus, dès lors, comme nous l'avions prévu, des hommes en situation de réforme temporaire, et rayés des cadres, mais des hommes maintenus dans l'armée que nous recevrons dans la colonie.

Nous devons, par cela même, prévoir pour eux, en outre des travaux agricoles médicalement réglés, quelques exercices militaires, dosés eux aussi suivant l'état de chacun, afin de renvoyer dans les rangs, avec un certain degré d'instruction militaire, ceux que nous rendrons à l'armée.

Absolument convaincus de l'utilité de semblables institutions sur plusieurs points du territoire, devant permettre d'adresser à l'une ou à l'autre les militaires des différentes régions, sans un déplacement trop prolongé et trop onéreux, nous cherchons à en établir une dans l'Ouest, en Bretagne, une autre dans le Sud-Est, dans la Drôme, trouvant là les conditions de climat et de terrain leur convenant. Nous engageons des pourparlers et entreprenons une active campagne de propagande, mais la guerre survenant, les choses en restent là.

Le moment nous parait venu de les reprendre et d'activer la réalisation de nos projets antérieurs, les résultats obtenus nous y engagent : mais nous ne pouvons quand même négliger les impérieuses et urgentes nécessités qui s'imposent du fait même de la guerre et nous obligent à nous préoccuper aussi sans délai du sort des tuberculeux à un point plus avancé de la maladie.

Alors, en effet que pendant les premières périodes des hostilités, tandis que seuls sont dans le rang les contingents normaux et que le surmenage n'a pas encore déprimé les organismes, l'état sanitaire est des plus satisfaisants et les manifestations pulmonaires sont plus rares qu'en garnison, mais plus tard, quand, rappelés devant les conseils de révision, un certain nombre d'auxiliaires, des convalescents, des exemptés, des réformés, sont repris pour le service, il en est tout autrement : les manifestations tuberculeuses se montrent nombreuses et la nécessité s'impose de leur assurer une assistance efficace et d'éviter la propagation de la tuberculose par leur renvoi pur et simple dans leurs foyers.

C'est alors que nous proposons, dans le rapport suivant, la création de « Maisons de santé spéciales, ouvertes aux réformés tuberculeux, qui y seraient traités pendant un certain temps et y recevraient l'éducation antituberculeuse. ..... et l'organisation d'un service de surveillance des malades sortis de ces maisons, par les membres des Sociétés de la Croix-Rouge, spécialement instruits pour cela. »

LES RÉFORMÉS TUBERCULEUX DE LA PÉRIODE DE GUERRE

Rapport du Dr P. Boulousmé à l'*Union des Femmes de France*, adopté par son Comité de Direction.

La nécessité de réunir un contingent hors de proportion avec la natalité a fait admettre dans l'armée des hommes d'une résistance physique insuffisante, parmi lesquels des sujets atteints de tuberculose latente, qui aurait pu ne pas évoluer, sous forme d'accidents pulmonaires notamment. La révision des exemptés et des hommes classés dans les services auxiliaires pour faiblesse de constitution et toute autre cause d'incapacité relative, et les réformés pour maladie constatée après admission dans l'armée, ont ramené dans les rangs beaucoup d'hommes qui n'ont pu supporter les fatigues du service armé, au cours d'une campagne poursuivie dans des conditions particulièrement dures pendant les mois d'hiver.

Une augmentation considérable de cas constatés de tuberculose pulmonaire en a été la conséquence. Leur nombre, comme les circonstances qui ont provoqué la réapparition ou le développement de ces accidents, donne à ces victimes de la guerre droit à une sollicitude toute spéciale et imposent l'adoption de mesures particulières d'assistance rationnelle et systématique, tant dans leur intérêt personnel que dans l'intérêt de la famille et de la collectivité. Il ne faut pas que, parce qu'invalides du fait non de blessures, mais d'accidents tuberculeux, dont le service militaire et la guerre ont provoqué l'explosion, ces hommes soient abandonnés sans secours. Ce sont aussi des blessés, ces malades, que le professeur Landouzy appelle si justement « les blessés de la tuberculose », et leur invalidité est souvent plus complète que celle des mutilés auxquels des pensions ou gratifications sont allouées.

Il ne suffit donc pas que, dans l'intérêt général, ils soient simplement considérés comme des êtres dangereux qu'il faut éloigner de l'armée. Mis pour un temps au moins, sinon pour toujours, dans l'impossibilité de vivre de leur travail, ils doivent être secourus. Il ne faut pas, de plus, qu'ils exposent leur famille et leur voisinage aux risques graves de la contagion ; des raisons d'humanité et de sage prévoyance sociale s'y opposent. Une assistance et une instruction spéciale doivent leur être données et, pour cela, le concours de l'Etat et de l'initiative privée parait indispensable.

En renvoyant purement et simplement le réformé dans sa famille, on augmente les charges de celle-ci et on diminue ses ressources si, en même temps, on supprime l'allocation attribuée aux familles des mobilisés. C'est profondément triste, injuste et dangereux.

Il ne m'appartient pas de décider quel secours de guerre devrait être continué à ces réformés, pendant un temps plus ou moins long, mais il semble qu'un secours suffisant devrait leur être accordé pour leur permettre de prendre le repos et de recevoir les soins indispensables à leur état.

Ce faisant, on agirait utilement en faveur de l'individu et de la famille, mais on n'aurait rien fait encore au point de vue social.

La tuberculose évoluant deviendra bientôt, en effet, contagieuse, si elle ne l'est déjà. Le malade, ignorant les moyens d'éviter la contagion, ou se trouvant dans l'impossibilité de les appliquer, comme il arrive souvent dans les habitations rurales ou dans les logements ouvriers, la tuberculose fera autour de lui la tache d'huile ; un nouveau foyer tuberculeux sera créé et, dans l'avenir, de ce foyer en naîtront certainement plusieurs autres.

D'autre part, hospitaliser pour toute la durée de leur maladie, ce qui équivaut souvent à toute la durée de leur existence, tous les tuberculeux sortis de l'armée, parait chose impossible, tant parce que l'homme rayé des contrôles reprend sa liberté et peut se refuser à cet internement qui supprime la vie de famille, que parce que notre outillage antituberculeux hospitalier, à peine ébauché, deviendrait rapidement insuffisant.

Il n'y a pas dans l'état actuel de solution idéale à proposer pour ces deux questions, en raison des difficultés matérielles en face desquelles on se trouve ; mais un terme moyen devant conduire à des résultats appréciables peut être envisagé : Des maisons de santé spéciales seraient ouvertes aux réformés tuberculeux, qui y seraient traités pendant un certain temps et y recevraient l'éducation antituberculeuse, leur permettant plus tard de reprendre place au milieu des leurs, instruits de ce qu'il y a à faire pour éviter leur contamination.

La famille de tout réformé tuberculeux serait secourue pendant le séjour de celui-ci dans la maison de santé.

Si cette solution était adoptée en principe, il faudrait pour qu'elle fût efficace, que l'allocation fut un droit toutes les fois que les ressources du malade sont insuffisantes, de même que l'admission dans les maisons de santé.

Il faudrait, de plus, qu'au sortir de celle-ci, le malade fut sous la surveillance attentive de personnes qualifiées, s'intéressant à lui et capables de faire observer les moyens de lutte antituberculeuse, en rapport avec la situation de chacun.

Pour réaliser la première condition, c'est aux Ministères de la Guerre, de l'Intérieur et des Finances, qu'il appartient de décider si elle est acceptable et cela dans quelles conditions et dans quelle mesure.

Pour réaliser la seconde, une entente pourrait s'établir entre les Ministères de la Guerre et de l'Intérieur, l'Assistance publique et les diverses Sociétés d'assistance spéciales et autres, parmi lesquelles les Sociétés d'Assistance militaire, dites de la Croix-Rouge.

Pour assurer une bonne application de la troisième, les membres de ces diverses sociétés, spécialement entraînés en vue de leur rôle, pourraient être utilement employés.

Des maisons de santé pour réformés tuberculeux pourraient être fondées soit dans certains des hôpitaux actuels des Sociétés d'Assistance, soit dans d'autres établissements choisis en vue de cette destination.

Le personnel des diverses Sociétés recevrait l'éducation et l'instruction antituberculeuse dans les dispensaires et les sanatoria déjà existants, de manière à pouvoir d'emblée imposer à tous les pratiques nécessaires à l'hygiène du tuberculeux et de ce qui l'entoure.

Enfin, des personnes dévouées ayant reçu la même instruction et appartenant aux Sociétés, seraient chargées dans toutes les régions de veiller sur les malades sortis des maisons de santé et rentrés dans leur famille.

L'Union des Femmes de France, qui a déjà organisé un service analogue pour tous les blessés reçus et soignés dans ses hôpitaux, serait disposée à faire de même pour les tuberculeux. Elle continuerait ainsi à ses malades, devenus ses protégés, une assistance morale et matérielle, sous la forme la plus convenable, suivant les circonstances, dans les nombreuses localités de toutes les régions où elle possède des Comités actifs. De plus, elle étudierait volontiers la possibilité d'organiser des maisons de santé spéciales pour ces réformés tuberculeux sortant de ses formations sanitaires. La Société pourrait ainsi, croyons-nous, rendre de réels services, quoique forcément limités ; mais, si les autres sociétés imitaient son exemple, le nombre des assistés deviendrait important, et l'intervention de la Croix-Rouge Française serait d'une incontestable utilité pour les familles de nos soldats et pour le pays tout entier.

Il est toutefois une question dont dépend le succès de la combinaison et que la bonne volonté et le dévouement ne peuvent seuls résoudre. C'est celle de la dépense qu'occasionneraient ces installations et leur entretien. D'après l'expérience de l'Union des F[illegible]mes de France à Tonnay-Charente et les constatations fait[illegible] les divers Sanatoria, il faut compter, en temps normal [illegible] dehors des frais de premier établissement, sur une dépense moyenne de 4 fr. par journée d'hospitalisation, les meilleures conditions de traitement, y compris une alimentation substantielle, devant être assurées aux malades.

Or, les Sociétés ne peuvent ass[illegible]er une charge semblable pour un nombre suffisant de lits, qu'à la condition d'obtenir les concours pécuniaires indispensables, qu'il faut évaluer aux 2/3 au moins de la dépense prévue.

Si des sociétés, telles notamment que celles créées en vue de la lutte contre la turberculose et en vue de l'aide immédiate à nos soldats, l'Œuvre du Secours National, d'une part, et les Pouvoirs Publics et l'Administration d'autre part, peuvent les assurer à l'Union des Femmes de France, celle-ci est prête à se mettre immédiatement à l'œuvre pour entreprendre la réalisation d'un certain nombre de ces fondations et à faire appel au concours dévoué de ses membres, de ses infirmières en particulier, pour que chacun soit exactement et sans retard préparé à son rôle.

Docteur P. BOULOUMIÉ.

Paris, 21 Mars 1915.

Le Comité de Direction de l'*Union des Femmes de France*, approuvant les principes et les moyens d'assistance aux réformés tuberculeux que lui soumet son Secrétaire général, l'invite à entreprendre les démarches nécessaires pour en poursuivre et en hâter l'exécution.

Ce rapport est ainsi immédiatement envoyé à M. le Président de la Commission permanente de préservation contre la tuberculose et du Comité National d'assistance aux anciens militaires tuberculeux, M. le Sénateur Léon Bourgeois, ainsi qu'à M. le Ministre de l'Intérieur et à M. le Ministre de la Guerre.

Nous apprenons à cette occasion que nous nous trouvons précisément en complet accord avec la Commission permanente de la tuberculose et, peu après, que le Directeur de l'Assistance et de l'Hygiène publiques au Ministère de l'Intérieur, M. Brisac, mû par la même préoccupation, cherche à obtenir des Conseils généraux la cession d'établissements où il pourrait, après entente avec les œuvres, hospitaliser, pendant la durée de la guerre et quelque temps encore, les tuberculeux en instance de réforme et les réformés.

Nous nous mettons dès lors sans retard en rapport avec lui et nous convenons de nous prêter un mutuel appui dans les conditions indiquées au rapport ci-dessous.

Réformés tuberculeux de l'Armée

Rapport du 22 Mai 1915 au Comité de direction de l'U. F. F.

A la suite de la communication du 24 Mars 1915 et de l'avis favorable que vous avez bien voulu donner aux conclusions de mon rapport, sur les Réformés tuberculeux de la période de guerre, j'ai communiqué celui-ci à MM. les Ministres de la Guerre et de l'Intérieur, en même temps qu'à M. le Sénateur Léon Bourgeois, Président de la Commission permanente de la tuberculose.

M. le Directeur de l'Hygiène et de l'Assistance publiques au ministère de l'Intérieur, qui s'intéresse particulièrement à cette question et qui avait déjà invité MM. les Préfets à demander aux conseils généraux d'attribuer dans leurs départements respectifs des locaux pouvant être transformés en sanatoriums, ayant trouvé les conclusions de ce rapport conformes à ses désirs, m'a convié à venir étudier avec lui les relations qui pourraient s'établir entre son administration et l'Union des Femmes de France, pour la réalisation d'un projet qui nous est commun.

Lors de notre première entrevue, il a été entendu, en principe, que des locaux pourraient être mis à notre disposition, qu'une subvention ou allocation par journée nous serait attribuée et que nous aurions à nous occuper du fonctionnement d'un certain nombre de sanatoriums, proportionné à nos possibilités.

Il a été entendu à ce moment que tandis que M. le Directeur s'occuperait de faire dresser un état des locaux disponibles et de réaliser l'entente nécessaire à ce sujet entre MM. les Ministres de la Guerre et de l'Intérieur, je m'occuperais de rechercher le personnel que l'Union aurait à fournir et d'étudier les moyens pratiques de lui faire acquérir l'instruction et l'éducation antituberculeuse indispensables pour faire œuvre vraiment utile.

Actuellement, le service des blessés dans nos hôpitaux a plus d'attrait pour nos infirmières que le service dans un sanatorium. Néanmoins, quelques-unes, membres de notre Société, ayant bien voulu me promettre leur concours, s'engager à en chercher de nouveaux et à se conformer à l'obligation de l'éducation et de l'instruction spéciales préalables à leur entrée en fonctions, j'ai revu M. le Directeur de l'Assistance et de l'Hygiène publiques et il a été convenu entre nous ce qui suit :

1° *Le concours de l'Union des Femmes de France à l'Assistance aux réformés tuberculeux de l'Armée pour[illegible] se manifester des deux manières suivantes :*

A) *Prise en charge du fonctionnement des sanatoriums ;*

B) *Service de surveillance et d'infirmerie dans les sanatoriums gérés par la Direction de l'Assistance et de l'Hygiène publiques.*

J'ai déclaré que c'était surtout le premier de ces modes d'intervention qui convenait à notre Société.

Après étude et discussion sur les conditions dans lesquelles l'Union des Femmes de France pourrait accepter la charge du fonctionnement de ces sanatoriums, il a été entendu avec M. le Directeur que son Administration mettrait à la disposition de l'U. F. F. les locaux, ferait les frais de l'aménagement, contribuerait pour une large part (j'ai demandé la totalité) aux frais d'installation mobilière et nous verserait une allocation de 3 fr. 25 par journée d'hospitalisation, étant entendu que le nombre d'hospitalisés serait toujours suffisant pour ne pas nous entraîner à des dépenses générales proportionnellement trop considérables, ou, s'il en était autrement, qu'une somme minima à discuter nous serait versée à titre d'indemnité d'entretien.

J'ai cru pouvoir, dans ces conditions, promettre à M. le Directeur que l'*Union des Femmes de France* ferait son possible pour seconder ses efforts, en prenant à sa *charge un sanatorium et plus tard plusieurs autres*, les difficultés du recrutement du personnel, au cours de la guerre, nous empêchant de faire en ce moment tout l'effort nécessaire.

En outre, il a été entendu, qu'ainsi qu'il était dit dans mon rapport, les *Membres de nos Comités continueront à s'intéresser aux malades sortis des sanatoriums et à leur famille*, qu'ils veilleront au maintien d'une bonne hygiène des individus et de l'habitation, cela d'accord avec les groupements anti-tuberculeux à organiser dans chaque département et avec les représentants de l'hygiène publique.

Il serait prévu des secours aux familles, ainsi que nous l'avions demandé.

Je crois que dans ces conditions, l'U. F. F. peut prendre une initiative des plus utiles pour la santé publique, en même temps que rendre un service signalé aux malheureux soldats chez qui la guerre a marqué le réveil ou le développement d'une maladie qui aurait pu sans elle rester latente.

Si le Comité partage ma manière de voir, je lui demanderai de m'autoriser à adresser un appel au concours de nos divers comités et à nos adhérentes, en vue du recrutement du personnel et d l'assistance à donner aux familles en même temps qu'aux malades.

Je n'ai pas écarté l'idée d'intervention de nos dames infirmières ou adhérentes dans les soins à donner aux tuberculeux hospitalisés dans les sanatoriums de l'Assistance publique, mais j'ai estimé que, de même que nous préférions avoir des hôpitaux auxiliaires dirigés et desservis par nous-mêmes que de voir notre personnel employé dans les hôpitaux militaires permanents ou temporaires, nous préférions voir nos sociétaires en service dans des établissements placés sous notre direction et dont nous aurions à assurer le fonctionnement.

Enfin, il a été convenu que dans le cas incertain où nos dames infirmières auraient à desservir un sanatorium de l'Assistance publique, elles ne seraient pas mélangées avec des infirmières d'autre provenance, tout au moins sans leur agrément.

La question en étant à ce point, j'ai l'honneur de vous demander :

1° Si vous approuvez les conditions dans lesquelles l'entente pourrait intervenir entre nos Sociétés et la Direction des Services d'hygiène et de médecine publiques au ministère de l'Intérieur ;

2° Dans l'affirmative, de m'autoriser à continuer les pourparlers dans le sens indiqué et de préciser dans une note que j'adresserais à M. le Directeur, les conditions dont je vous ai entretenus.

Dr P. Bouloumié.

Paris, 22 Mai 1915.

Ces propositions sont adoptées.

Nous spécifions que, quant à nous, nous entendons faire des établissements que nous possédons et de ceux dont la gestion nous serait éventuellement confiée par l'Assistance publique, des établissements durables, dans lesquels nous continuerons, après la guerre, à soigner des tuberculeux, militaires ou anciens militaires particulièrement. Nous entendons aussi qu'ils soient, en même temps que des lieux de repos et d'éducation antituberculeuse, des établissements de cure et, dès lors :

a) Qu'y sera toujours installé un service médical permanent ;

b) Que nous demanderons à conserver certains malades au-delà de 3 mois de séjour prévus ;

c) Que nous serons autorisés à faire exécuter aux malades des travaux d'instruction et d'éducation agricoles, chaque fois qu'ils pourront l'être avec avantage et sans inconvénient pour les hospitalisés (pour les occuper et leur apprendre un métier hygiénique à pratiquer plus tard) ;

d) Que, par contre, les malades ne pourront jamais exécuter des travaux quelconques qu'autorisés par le médecin.

Ces conditions étant acceptées, l'accord est établi en principe avec l'Administration de l'Assistance et de l'Hygiène publiques, et il est entendu que nous nous chargerons de faire fonctionner les Stations sanitaires qui nous seront confiées.

Peu après, faisant part de cet accord de principe à notre Section et à notre Commission antituberculeuses, nous insistions sur la nécessité de pouvoir disposer d'un personnel nombreux, entraîné par une instruction et une éducation spéciales et à créer des sanatoriums spéciaux pour y recevoir et y conserver pendant tout le temps nécessaire les hommes qui, sortant des stations sanitaires, améliorés, mais ayant encore besoin de soins, perdraient tout le fruit de leur séjour dans ces établissements, s'ils étaient, les 3 mois prévus de repos étant écoulés, abandonnés à eux-mêmes.

C'est ce que nous exposons dans le rapport du 4 Novembre 1915.

Pour les Réformés Tuberculeux

Communication du Secrétaire Général à la Section Antituberculeuse et à la Commission de la Tuberculose

Toujours et de plus en plus désireuse de concourir activement à la lutte contre la tuberculose, l'*Union des Femmes de France*, après avoir créé sa Colonie Sanitaire Agricole de Tonnay-Charente et en avoir constaté les bons résultats chez les hommes en état d'imminence tuberculeuse, s'est préoccupée des réformés n° 2, particulièrement nombreux depuis qu'ont été appelés les exemptés, les réformés et les hommes classés primitivement dans les services auxiliaires.

Prenant en pitié ces malheureux, renvoyés dans leurs foyers, sans pension ni allocation ou secours et sans que les soins spéciaux dont ils ont besoin leur soient assurés et voulant éviter le danger familial et social résultant de la contagion qu'ils ne peuvent manquer de semer autour d'eux, si les précautions spéciales ne sont pas prises, elle a énergiquement plaidé leur cause.

S'étant trouvée en complet accord avec la Commission permanente de la tuberculose et la Direction de l'Assistance et de l'Hygiène publiques au Ministère de l'Intérieur, elle a, depuis, réalisé une entente avec le chef éminent de celle-ci, M. Brisac, pour préparer avec lui et faire fonctionner un certain nombre de *Stations Sanitaires*, instituées à son instigation et par ses soins sur divers points de la France, dans des propriétés dont les départements avaient la libre disposition.

De ces Stations, créées à l'occasion de la guerre, quelques-unes devront lui survivre ; ce sont celles dont l'Union des Femmes de France désire particulièrement prendre la gestion, avec l'intention d'en faire plus tard des Sanatoriums militaires permanents.

En nous occupant des réformés tuberculeux au cours de la guerre, nous remplissons une partie de notre tâche ; en étendant notre sollicitude aux tuberculeux que l'armée réformera plus tard, nous donnerons à notre programme le développement que l'importance du but à atteindre nous impose.

Préparons-nous donc au rôle qui nous sera ainsi dévolu et pour cela, envisageons les besoins actuels et les besoins futurs.

Personnel à recruter

Actuellement, grâce aux subventions consenties par M. le Directeur de l'Assistance et de l'Hygiène publiques, l'appoint financier à fournir, pour assurer le fonctionnement des Stations Sanitaires dont nous prendrons la charge sera relativement peu considérable ; nous avons assurément à nous en occuper, mais ce dont nous devons particulièrement nous préoccuper, c'est du *recrutement* d'un *personnel* ayant reçu l'éducation et l'instruction spéciales indispensables.

Il nous faut, en effet, pour le service de ces Stations, des femmes dévouées ayant toutes les connaissances pratiques nécessaires, et ces connaissances ne peuvent s'acquérir que dans un Sanatorium, sous la surveillance immédiate d'un médecin spécialisé.

Il nous en faut aussi remplissant ces mêmes conditions, pour surveiller dans toutes les localités les malades sortis des Stations sanitaires ou des Sanatoriums et veiller à ce qu'ils continuent à prendre, en vue d'eux-mêmes et de leur entourage, les précautions indispensables. Le succès de l'œuvre est à ce prix.

Si, en effet, dans la Station Sanitaire ou le Sanatorium, le malade n'est pas constamment surveillé, conseillé, instruit, s'il n'y est pas dressé à exécuter automatiquement, pour ainsi dire, ce qui est nécessaire pour éviter la contamination, il aura pu y améliorer sa situation personnelle, mais il y aura perdu son temps au point de vue de la préservation familiale et sociale ; on peut même dire qu'il en sortira d'autant plus dangereux pour son entourage qu'il croira, à tort, prendre toutes précautions voulues et que chacun confiant en son savoir, et se croyant dès lors en toute sécurité, s'exposera constamment au danger.

M. le Directeur de l'Assistance et de l'Hygiène publiques a

prévu avec raison la création, dans toutes les localités, de petits comités de surveillance et de préservation antituberculeuse, dont les membres seront chargés de veiller sur les malades sortis des Stations sanitaires. Nous ne pouvons que demander aux membres de notre Société de s'associer à cette œuvre et de s'instruire pour y apporter les connaissances pratiques indispensables, acquises comme je l'ai dit, par une instruction spéciale.

Il ne suffira pas, en effet, pour faire œuvre utile, de s'intéresser au tuberculeux et à sa famille, d'assister l'un ou l'autre par des libéralités et des conseils d'hygiène banale, il faudra veiller à l'exécution de tous les détails d'hygiène individuelle et collective concernant les individus et tout ce qui les entoure.

Pour qu'il en soit ainsi, une instruction, concernant toutes dispositions préventives à prendre, toutes mesures à faire observer, devra être fournie par nos soins aux membres de notre Société pour les leur rappeler et pour qu'ils puissent à leur tour les rappeler constamment aux intéressés.

Il ne faut pas se faire d'illusions, ce n'est qu'en tenant la main à la stricte exécution de ces instructions qu'on arrivera à éviter la contamination tuberculeuse, but essentiel à atteindre.

Nous ne saurions, dès lors, trop insister auprès de nos Délégués Régionaux et de nos Présidentes de Comités, pour qu'ils fassent bien comprendre aux membres de notre Société l'importance de notre intervention dans la campagne antituberculeuse entreprise pour l'amélioration du sort de nos tuberculeux militaires et la sauvegarde de leur famille et de la race Française.

Nous les prions instamment d'organiser sans retard l'instruction indispensable.

A Paris, nous avons obtenu de M. le Dr Guinard, Médecin en chef et Directeur du Sanatorium de Bligny, l'autorisation de faire faire à nos dames un stage dans son établissement modèle ; à nos Délégués régionaux, à nos Présidentes de Comités de chercher à faire de même dans leur région.

Stations Sanitaires et Sanatoriums

Les *Stations Sanitaires* ont été instituées, d'un commun accord, entre les Ministres de la Guerre et de l'Intérieur, pour donner asile aux hommes en instance de réforme pour tuberculose, aux réformés tuberculeux, leur assurer un temps de repos nécessaire à l'abri du besoin et leur donner, au cours de leur hospitalisation, l'instruction indispensable à l'amélioration de leur état et à la préservation de leur entourage ; mais la durée de séjour a dû être limitée à 3 mois.

Il faut, dès lors, prévoir et préparer ce qu'il y aura à faire pour certains des hospitalisés sortants.

Pendant le séjour, une selection s'opèrera : les uns seront en état de reprendre la vie commune et de rejoindre leur famille, d'autres, trop malades, devront être envoyés dans les hôpitaux, d'autres enfin, en assez grand nombre, jugés curables, mais trop malades encore pour être renvoyés dans leur foyer, devront être soignés, sous peine de perdre le bénéfice de leur cure de repos à la Station Sanitaire ; mais où les envoyer ? Les établissements qui devraient les recueillir font actuellement défaut. Il est pourtant indispensable qu'il y en ait. Il faut donc se préoccuper sans retard d'en créer et de se procurer les ressources destinées à les faire fonctionner.

C'est dans ce but que je demande à notre Commission de la tuberculose et à notre Section antituberculeuse, aujourd'hui réunies, de voter le principe de la création de Sanatoriums, compléments indispensables des Stations Sanitaires.

Pour la réalisation de ces créations, nous ferions appel au concours et à la générosité de tous et en particulier des membres de notre Soicété.

Nous commencerions par édifier deux Sanatoriums de cinquante lits, l'un dans un climat tonique légèrement stimulant à Monbran, par exemple), l'autre dans un climat sédatif à Tonnay-Charente, par exemple, pour pouvoir d'emblée répondre aux diverses indications qui se présenteraient et obtenir de nos établissements le maximum possible de résultats favorables.

Nous situerions ces Sanatoriums à proximité immédiate de nos Stations ou Colonies sanitaires, de manière à diviser, au lieu de multiplier les frais généraux, en utilisant pour les deux les services dont la dépense grève toujours si lourdement les institutions de ce genre.

Il n'y aurait là que des avantages et toute précaution serait prise pour qu'il n'y ait aucun inconvénient à redouter.

Ces Sanatoriums recevraient spécialement des réformés

tuberculeux sortant des Stations Sanitaires et les conserveraient pendant tout le temps jugé nécessaire par le Médecin Directeur et le Comité de Surveillance Médicale et Administrative.

A vous, Mesdames et Messieurs, Membres de la Commission et de la Section Antituberculeuses, à Messieurs les Délégués régionaux, à Mesdames les Présidentes, à tous les membres de notre grande Société, qui a déjà rendu tant de services à la Patrie, je demande, avec la certitude d'être entendu, que chacun nous aide à sauvar ces humbles victimes d'un devoir patriotique au-dessus de leurs forces, que n'entoure pas l'auréole de gloire des blessés, mais qui, trop nombreux, hélas ! meurent quand même tous les jours pour la France.

Dr P. BOULOUMIÉ.

Les conclusions de ce mémoire, appuyées par M. le Professeur Letulle, sont adoptées à l'unanimité et il est entendu qu'un effort considérable va être fait à Paris et demandé à nos Comités, pour réaliser au plus tôt le projet de création de deux Sanatoriums de cinquante lits, étant entendu qu'ils seront augmentés ou multipliés plus tard, quand nos ressources le permettront.

Dès lors, poursuivant les pourparlers engagés avec M. le Directeur de l'Assistance et de l'Hygiène publiques, nous précisons les points que nous considérons comme essentiels et les solutions que nous désirons voir donner aux questions qu'il soulèvent. Les réponses qui y sont faites par M. Brisac nous donnent toute garantie et toute satisfaction de principe ; le rapport suivant, fait au Comité de direction, le 17 Novembre 1915, rappelle les unes et les autres.

Le Comité de Direction ayant, dans sa séance du vendredi 12 Novembre 1915, approuvé la teneur d'une lettre à M. le Directeur de l'Assistance et de l'Hygiène publiques au Ministère de l'Intérieur, concernant les points essentiels des conventions à établir pour régler les conditions de notre collaboration, je me suis, dès le samedi 13, mis en rapport avec lui pour lui faire en votre nom les offres de l'Union des Femmes de France dans les conditions prévues.

M. le Directeur n'a soulevé aucune objection à nos propositions, mais tout en remerciant l'Union des Femmes de France, m'a exprimé le regret d'avoir, depuis le début de nos pourparlers, qui remontent à plusieurs mois, disposé de tous les locaux mis à sa disposition par les Conseils généraux, en faveur de Commissions administratives d'hôpitaux ou d'hospices, ou de Sociétés qui se sont chargés de les aménager et de les faire fonctionner comme *Stations Sanitaires* pour les tuberculeux réformés.

La dénomination de *Station Sanitaire* a été adoptée parce que ces établissements ne sont pas des Sanatoriums et parce qu'on a voulu éviter de leur donner une appellation qui pût impressionner les hospitalisés et nuire à leur placement ultérieur.

Le terme de Sanatorium serait d'ailleurs improprement appliqué à ce genre d'établissements, puisque dans la pensée de leur organisateur, *ils ne sont guère qu'un lieu de repos et non de cure. Il n'y est point, en effet, prévu de soins médicaux spéciaux.*

Les réformés y seront admis et hospitalisés pendant trois mois, au cours desquels ils seront mis en sursis de réforme, c'est-à-dire que, bien que déclarés par le Service de Santé comme admis en principe à la réforme, ils ne sont pas encore rayés des contrôles et ils ne sont libérés par la mise en réforme qu'après ces trois mois écoulés.

Cette disposition a l'avantage de forcer les réformés à se reposer pendant trois mois, sans préjudice pour leurs intérêts et ceux de leur famille et de donner le temps de leur inculquer quelques notions et habitudes d'hygiène, indispensables pour atténuer les dangers de la contagion, aussi bien que pour lutter contre la maladie.

Il y a donc là une grande analogie avec ce que nous proposions, mais non cependant une similitude, car, ainsi que je l'avais dit et que je l'ai répété à M. le Directeur, *nous entendons soigner nos malades dans nos établissements, en même temps que leur faire prendre le repos nécessaire et leur donner l'instruction antituberculeuse*, le tout, sous la direction d'un médecin et sous la surveillance d'un personnel spécialement préparé à cette tâche.

De plus, nous entendons *que les malades sortis de nos sanatoriums* et habitant une localité ou une région où nous possédons un Comité, *restent après leur retour dans leur famille* les *protégés* de celui-ci et que, dès lors, des membres de la Société soient partout instruits en vue de la surveillance à exercer sur les malades et sur leur famille et des conseils d'hygiène pratique à leur donner, en même temps que l'aide matérielle qui peut leur être nécessaire et l'aide morale dont ils ont absolument besoin.

Nous entendons notamment demander à nos Comités de réserver pour eux, après la guerre, une partie du matériel de couchage, de linge de corps et de toilette, des ustensiles de cuisine et de table, tous objets si particulièrement utiles dans ces familles, où il faut veiller à ce qui sert au membre malade ne serve pas aux autres.

Appréciant l'importance des dispositions prévues par notre Société, M. le Directeur veut bien me promettre de mettre à notre disposition, dans le cas où il nous conviendrait, tel ou tel des établissements déjà concédés, si, pour une raison ou pour une autre, l'Administration ou la Société qui en dispose actuellement renonçait à le faire fonctionner.

Mais, en raison de la précarité de cette éventualité, il nous engage à chercher nous-mêmes à nous procurer les locaux qui nous sont nécessaires, insistant avec raison pour qu'ils soient bien situés, avec un parc ou des espaces libres les environnant. Nous tenons de plus, quant à nous, à ce qu'ils soient entourés de terres convenant aux cultures maraîchères.

M. le Directeur, dans ce cas, nous donnerait tout son concours moral et financier pour assurer le fonctionnement de notre fondation.

Il admet en effet la légitimité des demandes contenues dans *notre lettre du 11 courant*, pour ce qui concerne les charges pouvant incomber à son administration, il accepte le prix de journée demandé de 3 fr. 25, qu'il porterait même, s'il était reconnu nécessaire, à 3 fr. 50 et au-delà, tenant beaucoup à s'assurer le concours de l'*Union des Femmes de France*, particulièrement en vue de la surveillance et de la protection des malades et des familles, après leur sortie de la station sanitaire ou du sanatorium.

M. le Directeur espérait que nous aurions pu mettre d'emblée à la disposition des réformés tuberculeux quelques-uns de nos hôpitaux ; je lui en ai expliqué l'impossibilité et les raisons multiples qui s'opposent à ce qu'il en soit ainsi.

Dès lors, c'est à nous qu'incombe la tâche de rechercher et trouver les locaux qui nous sont nécessaires pour un premier sanatorium à l'usage des réformés tuberculeux, ou de voir si nous pourrions avoir les fonds nécessaires pour faire édifier des baraquements, car il ne faut pas se le dissimuler, nous trouverons plus facilement, à titre d'installation provisoire, une propriété sur laquelle on autorisera la construction de baraques pour tuberculeux, qu'un immeuble en location dans lequel on nous autorisera à réunir, héberger et garder des tuberculeux.

Mettons-nous à l'œuvre pour cela, il y a un grand bien à faire.

La question a déjà fait un grand pas, grâce à l'activité de M. le Directeur de l'Assistance et de l'Hygiène publiques et du bon vouloir du Gouvernement et des Pouvoirs publics, depuis le jour où je vous ai fait une première communication sur ce sujet et l'ai présentée à MM. les Ministres de la Guerre et de l'Intérieur et à la Commission permanente de la tuberculose. Nous avons satisfaction sur un grand nombre de points et, dès aujourd'hui, les réformés tuberculeux peuvent trouver un asile temporaire. Il faut le faire savoir dans nos hôpitaux.

Je vous demande en conséquence :

1° De rechercher des locaux et de faire une active propagande pour recueillir des fonds en vue de l'installation et, au besoin, de l'érection d'un sanatorium ;

2° De faire imprimer et envoyer à tous nos hôpitaux, à l'adresse de Mme la Directrice et de M. le Médecin-Chef, la note ci-après :

Dr P. Bouloumié.

Paris, 17 Novembre 1915.

Entre temps, nous adressions aux autorités compétentes et à nos comités la note suivante :

5 Janvier 1916.

Pour les malingres, pour les tuberculeux réformés

La guerre remet à l'ordre du jour, en lui donnant un caractère d'urgence, la question des malingres dans l'armée et plus encore celle des tuberculeux militaires.

Pour les premiers, les médecins militaires demandaient, depuis plusieurs années déjà, la création « d'Ecoles d'aptitude physique », d' « Ecoles d'entrainement », de « Pelotons de robusticité », de « Compagnies d'entrainement », destinés à recevoir les jeunes gens incapables de supporter d'emblée les fatigues de l'instruction et de la vie militaire, et qui, avec un entrainement méthodique, pourraient devenir des soldats robustes.

Vu le grand nombre d'hommes dispensés du service militaire ou réformés, ou classés dans les services auxiliaires, qui ont été rappelés sous les drapeaux, la proportion de ces sujets est devenue relativement considérable et parmi eux beaucoup sont justement considérés comme étant en état d'imminence tuberculeuse. Il est d'un intérêt général, autant qu'individuel de les soustraire à la maladie qui les guette, car, moins que jamais, on ne saurait en ce moment gaspiller nos ressources en jeunes hommes.

On peut en dire autant des sujets reconnus ou soupçonnés en état d'imminence tuberculeuse.

Une observation minutieuse et un entrainement physique méthodique approprié à chaque cas particulier, pratiqué dans les meilleures conditions hygiéniques possibles, sont pour les uns et les autres d'autant plus nécessaires qu'on peut espérer, d'après l'expérience des médecins militaires, de MM. Simon et Perrin notamment, pour les malingres, et notre propre expérience, pour les sujets en état d'imminence tuberculeuse, que

3 à 9 mois de traitement suffiraient, dans bien des cas, pour qu'ils puissent ultérieurement faire un service actif.

La Colonie, militaire, sanitaire agricole de Tonnay-Charente, organisée déjà par l'Union des Femmes de France, spécialement en vue des militaires en *imminence de tuberculose,* constitue précisément l'Ecole d'aptitude physique idéale que réclamait déjà en 1903 le médecin-major Viguier, dans son étude sur la tuberculose et l'armée. Elle doit être utilisée plus qu'elle ne l'est en ce moment, puisqu'elle a fait ses preuves, et il faut s'attacher à en créer de nouvelles à son image.

Là, mieux que partout ailleurs, peut, en effet, se faire en même temps que l'éducation physique, une sélection permettant de retirer de l'armée uniquement ceux qui sont réellement inaptes et de lui rendre ceux qu'elle peut encore utiliser.

Si, parmi les sujets soupçonnés d'être en état d'imminence tuberculeuse, il s'en trouve qui ne soient que des malingres ou des fatigués, il n'y a pas grand inconvénient à ce qu'ils y soient adressés, car ils y seront bientôt reconnus tels, ils guériront vite et feront rapidement place à d'autres.

Si, au contraire, ils sont réellement en état d'imminence d'accidents tuberculeux, ils y trouveront les moyens de cure convenant particulièrement à leur état.

Mauvais état général, anémie, faiblesse, instabilité thermique et vasomotrice, troubles digestifs, etc..., tels sont les symptômes habituellement présentés par ces malades et que fait généralement disparaitre la cure.

Nulle part on ne peut mieux qu'à la colonie pratiquer l'observation minutieuse permettant de préciser un diagnostic chez ces jeunes gens.

Nulle part, ceux-ci ne peuvent trouver de meilleures conditions pour les fortifier et pour empêcher l'évolution des accidents tuberculeux qui les guettent.

On en peut dire autant des sujets qui, ayant eu une pleurésie, une bronchite suspecte, sont assez améliorés pour reprendre progressivement un travail médicalement gradué et surveillé.

Grâce à la cure de repos et travail de plein air, gradué, telle qu'elle y est pratiquée et à la suractivité des moyens de défense de l'organisme qu'elle entraine, le bacille tuberculeux ne trouve plus les conditions locales ou générales de terrain nécessaires à son évolution.

Le travail de plein air, gradué suivant l'état de chacun, agit manifestement, en effet, les faits en témoignent de la manière la plus favorable, en même temps que sur l'état respiratoire, sur les fonctions digestives allanguies, sur le cœur, que trouble et affaiblit l'infection tuberculeuse et sur l'état psychique qu'aggrave plutôt l'inaction.

A ces avantages se joint la facilité avec laquelle l'homme soumis à cette cure peut revenir à un labeur normal, en opposition avec les difficultés qu'il éprouve à le reprendre quand il a été soumis à la cure systématique de repos en honneur au sanatorium. Une preuve éclatante en a été fournie par le fait qu'environ les deux tiers des hommes soignés à la colonie depuis quelques mois ont pu reprendre du service lors de la déclaration de guerre.

A côté de cette série d'hommes suspects de tuberculose, il en est une autre, celle des réformés tuberculeux qui, elle aussi, mérite, en ce moment surtout, d'attirer la sollicitude de tous.

Dès le printemps dernier, nous faisions remarquer que si les cas de tuberculose semblent s'être montrés moins nombreux depuis le début de la guerre qu'en temps de paix, dans les contingents normaux, ils ont paru, au contraire, particulièrement fréquents parmi les hommes incorporés après avoir été antérieurement ajournés, exemptés, réformés ou classés dans les services auxiliaires et que les nécessités du recrutement ont fait mettre ou rentrer dans le rang. J'appelais alors l'attention de l'Union des Femmes de France sur la pénible situation de ceux qui, devenus inutiles ou dangereux, sont éloignés de l'armée par la réforme n° 2 et renvoyés dans leurs foyers sans pensions, allocations ou secours et sans que les soins spéciaux dont ils auraient besoin leur soient assurés.

Je proposais à cette occasion une série de mesures facilement réalisables que la Société pourrait prendre conjointement avec les Ministres de la Guerre et de l'Intérieur pour :

1° Assurer des soins à cette catégorie de réformés, améliorer leur état, les instruire de l'hygiène de la tuberculose, dans le triple intérêt individuel, familial et social ;

2° Aider à la subsistance de la famille, pendant que le réformé tuberculeux recevrait dans un établissement spécial les soins et l'instruction nécessaires ;

3° Venir ultérieurement en aide au réformé et à sa famille, en leur fournissant l'aide matérielle et morale dont ils pourraient avoir besoin ;

4° Veiller à ce qu'il ne soit fait aucune infraction grave à l'hygiène, pouvant entrainer la contamination dans la famille ou l'entourage du malade.

De son côté, M. Brisac, Directeur de l'Assistance et de l'Hygiène publiques, mû par la même préoccupation, cherchait à instituer pour ces malades de la guerre des moyens d'assistance et s'arrêtait, comme nous, à la pensée de créer pour eux des établissements spéciaux, sous le nom de « Stations Sanitaires ».

Pour cela, il demandait à tous les Conseils généraux de nos départements de mettre à sa disposition des bâtiments bien situés, largement aérés, en pleine campagne.

En même temps, il obtenait du Ministère de la Guerre, que les hommes désignés pour être mis en réforme n° 2 pour tuberculose resteraient encore inscrits sur les contrôles de l'armée pendant une période de trois mois, au cours desquels ils seraient mis au repos dans ces asiles, tandis que les familles continueraient à toucher l'indemnité de mobilisation et, du Parlement, qu'il soit inscrit au budget une dépense de 2 millions, pour les frais qu'occasionnerait l'hospitalisation de ces malades.

Les réformés tuberculeux, sans aucun secours prévu jusqu'alors, vont donc avoir ainsi, dès maintenant, des lieux de refuge dans ces établissements, dont quelques-uns sont déjà organisés. C'est un progrès des plus utiles assurément. Mais, hélas ! contre une maladie aussi répandue et aussi redoutable pour l'avenir de la race que la tuberculose, on ne saurait trop multiplier et varier les moyens de secours. L'Union des Femmes de France continue à se préoccuper de mettre sur pied des établissements de cure qui seront, suivant son programme, non seulement des lieux de repos, mais de véritables sanatoriums, où tous les soins nécessaires seront donnés aux tuberculeux, en même temps que l'instruction et l'éducation antituberculeuses, avec le concours dévoué de ses médecins et de ses infirmières, celles-ci spécialement entrainées à leur rôle par un stage fait au sanatorium de Bligny, sous la savante direction de son Directeur, le docteur Guinard.

De plus, pour assurer la continuité des soins et l'application des règles de l'hygiène indispensable à l'individu et à la famille, elle a demandé à ses membres de constituer, dans tous ses Comités, des groupes de surveillance antituberculeuse, devant agir par eux-mêmes ou en collaboration avec des groupes du même genre, que le Directeur de l'Assistance et de l'Hygiène publiques cherche actuellement à organiser un peu partout.

Enfin, elle recommande à ses Comités de la province, comme à ceux de Paris, de réserver pour ces malades et leurs familles une partie du matériel de couchage, du linge de corps et de toilette, des ustensiles de table, toutes choses si particulièrement utiles dans ces familles, où il faut veiller que ce qui sert au membre malade ne serve pas aux autres.

Quel que soit le grand intérêt que l'on porte justement aux blessés de la guerre, on ne saurait méconnaitre les droits qu'ont ces hommes qui, bien que touchés sans doute antérieurement par la tuberculose, pour la plus grande partie du moins, ont vu celle-ci évoluer vers les accidents pulmonaires, à l'occasion, ou par le fait du service militaire. Ce sont aussi des invalides de la guerre auxquels chacun doit s'intéresser.

L'Union des Femmes de France qui, par sa section antituberculeuse, a déjà organisé et fait fonctionner la Colonie Militaire, Sanitaire, Agricole de Tonnay-Charente, prépare l'ouverture de Sanatoriums pour cette catégorie de malades.

Le Ministère de la Guerre, qui subventionne sa colonie sanitaire, encourage ces fondations, la Commission permanente de la tuberculose, que préside M. Léon Bourgeois, réclame le concours de la Croix-Rouge dans la lutte contre la tuberculose et donne son entière approbation à nos projets. M. le Directeur de l'Assistance et de l'Hygiène publiques nous offre un généreux concours pour leur réalisation. Que chacun fasse de même et nous aide et il acquittera une dette de reconnaissance envers l'armée, soulagera des malheureux que la maladie conduit à l'invalidité et contribuera à enrayer les progrès d'un fléau qui décime la France.

Dr P. BOULOUMIÉ.

5 Janvier 1916.

La Station sanitaire de Monbran nous étant affectée peu après par M. le Directeur de l'Assistance publique, il est entendu que les conditions climatiques et autres s'y prêtant, ce serait là, en principe, que serait établi le second sanatorium de 50 lits prévu.

Faisant part aussitôt de ces décisions à nos Comités, en leur communiquant les rapports les justifiant, nous leur adressons un nouvel et pressant appel en vue de déterminer partout un mouvement en faveur de la lutte antituberculeuse. Nous l'insérons dans nos bulletins et l'adressons au public par la voie de la grande Presse : nous le reproduisons lors de nos assemblées générales et dans des réunions spéciales. Le moment, en effet, est infiniment plus favorable qu'avant la guerre : l'idée formulée auparavant dans des milieux qu'elle n'émeut pas est comprise ; le terrain est préparé par les circonstances ; elle germe là où elle était jusqu'alors restée stérile.

Le spectacle de ces victimes les plus pitoyables de la guerre, quittant l'armée sans pension ni allocation même le plus souvent, et sans l'auréole de gloire dont est entouré le blessé, émeut l'opinion : l'occasion devient particulièrement favorable pour associer le public à la lutte antituberculeuse, nous devons la saisir. Nous la saisissons. Dès lors, nous lançons l'appel suivant, que nous éditons et répandons à un très grand nombre d'exemplaires, joignant ainsi nos efforts à ceux de la belle œuvre de la protection des réformés n° 2 (P. R.²), à ceux de la Société des convalescents militaires, qui entre en même temps que nous dans la lutte et ceux des institutions diverses qui entendent lui donner le concours le plus actif, tel, notamment, le Comité Central d'Assistance aux anciens militaires tuberculeux, les Comités d'Assistance départementaux, en voie d'organisation.

CROIX-ROUGE FRANÇAISE

UNION DES FEMMES DE FRANCE

16, Rue de Thann. — PARIS (17e)

Pour la France...
Contre la Tuberculose !

La Tuberculose menace la vie de la France

Seule, elle cause environ la moitié de la mortalité générale des Français, de vingt à quarante ans, et plus des trois quarts de la mortalité totale due à toutes les autres maladies contagieuses réunies.

Elle porte journellement la désolation et le deuil dans la plupart des familles, la détresse et la misère dans un grand nombre.

150.000 Français environ en meurent tous les ans !... et pourtant elle est curable !

L'Armée, malgré les sélections faites par ses conseils de révision, lui paie un large tribut et, plus que jamais en ce moment, les réformés pour tuberculose sont nombreux. Combien plus encore le seront-ils, lorsque reviendront de captivité nos malheureux prisonniers, mal nourris, mal protégés contre les intempéries, parqués dans les camps malsains et surpeuplés de l'Allemagne ?

Comment, dès lors, ne pas entreprendre une lutte acharnée contre un tel fléau ? Quoiqu'il en coûte, il faut faire l'effort nécessaire pour l'enrayer : c'est un devoir qui s'impose tout particulièrement aux Sociétés d'Assistance Militaire, comme à l'Assistance Publique, aux hygiénistes, aux philhantropes, aux Pouvoirs Publics.

Le moment est venu de l'accomplir.

La Tuberculose nous tue, c'est elle qu'il faut tuer.

A l'*Union des Femmes de France*, qui, la première, par sa fondation de Tonnay-Charente (1912-1913), a fait entrer dans la pratique l'assistance aux militaires tuberculeux, de donner l'exemple.

Elle se doit de rester à l'avant-garde.

Sous l'influence de l'émotion causée par les cas nombreux de réforme pour tuberculose, son programme est précisément en voie de réalisation : et l'opinion publique, cette fois, est en marche.

De tous côtés, on s'est mis à l'œuvre : le Comité Central d'Assistance aux anciens militaires tuberculeux s'est fondé ; les institutions existantes, dispensaires, service des visiteurs et visiteuses notamment, se sont développées ; le Service de Santé a créé ses « *Hôpitaux Sanitaires* » ; le Parlement et les Pouvoirs Publics ont voté des subventions importantes ; la Direction de l'Assistance et de l'Hygiène publiques au ministère de l'Intérieur a fait surgir sur tous les points de la France des « *Stations Sanitaires* ».

L'*U. F. F.* marche en complet accord avec les dirigeants de ces institutions diverses et collabore à la plupart d'entre elles.

C'est le début de cette association féconde des efforts, en vue de l'assistance aux tuberculeux, que nous réclamions dès avant la guerre.

C'est là un indéniable et immense progrès ; mais **il reste malgré tout beaucoup à faire encore.**

Sur les 150.000 Français que tue annuellement la tuberculose, beaucoup pourraient être préservés ; un grand nombre pourraient être sauvés.

La Tuberculose est évitable, la Tuberculose est guérissable, voilà ce dont on ne saurait assez se convaincre.

ÉVITABLE, en grande partie, par une hygiène préventive visant avant tout l'alcoolisme et le surpeuplement de l'habitation, ses deux grands pourvoyeurs, et surtout par l'éloignement de la principale des causes de contagion, la dissémination du bacille par les poussières souillées des expectorations desséchées des malades ;

CURABLE, elle l'est, et elle l'est d'autant plus qu'elle est traitée plus près du début de son évolution et pendant plus longtemps :

De là, au titre de moyen préventif, l'utilité de nos **Cercles du Soldat,** des **Dispensaires antituberculeux,** de l'**Œuvre de Grancher,** et, au titre de moyen curatif, des **Colonies Sanitaires,** type Tonnay-Charente, des **Stations Sanitaires,** des **Sanatoria.**

Attachons-nous donc à multiplier et à perfectionner ces diverses institutions et, pour les **très nombreux tuberculeux** qui resteront ou rentreront malgré tout **dans leur famille,** augmentons et améliorons les moyens de *traitement à domicile* et prémunissons surtout l'entourage contre la contagion.

Nous le pouvons, en favorisant la création et le développement des **Dispensaires antituberculeux,** des **Logements-Sanatoria,** du service des **Visiteurs et Visiteuses,** des **Comités départementaux d'Assistance aux Tuberculeux.**

Donnons notre concours à toutes ces Institutions, toutes sont utiles, toutes sont nécessaires ; et surtout, dirigeons l'effort du plus grand nombre possible de nos infirmières vers **l'assistance effective aux tuberculeux**.

Nous ferons ainsi sûrement œuvre utile.

Mais, aujourd'hui, portons tout spécialement notre attention sur les **Militaires réformés** ou en **imminence de réforme pour tuberculose** et sur les institutions créées ou à créer à leur intention : les **Stations Sanitaires,** les **Sanatoria,** les **Hôtelleries Sanitaires,** dont l'*U. F. F.* poursuit en ce moment la création.

Attachons-nous à organiser les **Stations Sanitaires** qui nous sont confiées, et tout d'abord, celles de Mombran (Lot-et-Garonne), et de Lamotte-Beuvron (Loir-et-Cher), dans la pensée de les faire survivre à la guerre, comme **Sanatoria,** assurant leur fonctionnement par le concours de nos dévouées infirmières ayant fait leurs stages d'instruction dans les Dispensaires et Sanatoria.

N'oublions pas en même temps que bien des malades, leur temps de séjour dans la Station Sanitaire écoulé, ne sont pas encore en état de reprendre leur vie au foyer familial et que nous ne pouvons leur laisser perdre le bénéfice de la cure commencée. Pour ceux-là surtout, hâtons-nous de créer les **Sanatoria** projetés, où des soins leur seront donnés pendant tout le temps qui sera nécessaire.

Songeons aussi à ceux qui sollicitent leur entrée dans un Sanatorium, un Hôpital, une Station Sanitaire, à qui les démarches à faire imposent une attente plus ou moins longue ; créons au plus tôt pour eux l'**Hôtellerie Sanitaire,** sorte de refuge temporaire hygiénique assurant à ceux qui leur succéderont le minimum de danger de contagion, si grand dans les taudis, asiles et hôtels de dernier ordre, dans lesquels la modicité de leurs ressources les contraint généralement à chercher un abri.

C'est à concourir à ces diverses créations, et notamment à l'organisation et à l'entretien de ces **Stations Sanitaires,** à la création et à l'entretien des **Sanatoria**, qui en sont le complément nécessaire, à l'organisation d'une **Hôtellerie Sanitaire,** que la *Section Antituberculeuse de l'Union des Femmes de France* vous convie en ce moment, en vous priant de lui envoyer votre obole pour les réaliser au mieux et sans retard.

Qui la refuserait ? Qui voudrait s'exposer, par une coupable incurie, à voir ses enfants, échappés à la mort glorieuse sur le champ de bataille, mourir lamentablement minés par la tuberculose ?

La France se doit à ceux qui l'ont sauvée ; les assister est un devoir sacré. Victorieuse, elle ne doit pas mourir étouffée par la **tuberculose,** l'ennemi le plus terrible et le plus meurtrier de sa race, mais aussi **la plus évitable** et la **plus curable des maladies.**

Votre générosité en aura raison.

En avant, pour la France, contre la tuberculose !

Le Secrétaire Général,

Dr P. BOULOUMIÉ.

La Présidente Générale,
Présidente de la Section
Antituberculeuse,

S. PEROUSE.

Une **souscription** est ouverte, dès à présent, au Siège Social, pour la création de l'**Hôtellerie Sanitaire** et de deux **Sanatoriums,** complémentaires de nos Stations Sanitaires.

Les adhésions et souscriptions sont reçues à l'U. F. F., 16, rue de Thann.

Pour tous renseignements, s'adresser à l'U. F. F., Section Antituberculeuse, ou à Mlle Aizelin, Vice-Présidente de la Section, qui reçoit au Siège Social, les lundis, mercredis, vendredis, de 3 à 6 heures.

Un peu plus tard nous publions une brochure de propagande et d'instruction : « La Croix Rouge Française dans la lutte contre la Tuberculose », où nous faisons connaître les diverses institutions antituberculeuses à créer; leurs conditions d'installation, d'organisation et de fonctionnement, et les dépenses approximatives qu'elles occasionnent, afin qu'elle soit un guide pour tous ceux qui voudraient s'intéresser à l'une ou l'autre de ces fondations. Nous n'en reproduisons ici que les considérations sur la contagion de la tuberculose et la préservation des personnes soignant les tuberculeux, qu'il est important de porter à la connaissance du public, tant pour éviter qu'ils ne soient, bien à tort, traités comme des lépreux, et qu'il ne se trouve pas, pour les soigner, des infirmières en nombre suffisant, que pour éviter à celles-ci comme à leur entourage les dangers de contamination.

On peut sans danger soigner les Tuberculeux

La nature contagieuse de la tuberculose établie par les admirables recherches d'un savant français, le médecin militaire, professeur Villemin, et la découverte ultérieure de son agent de transmission, le bacille de Koch, dans les crachats tuberculeux, ont scientifiquement fixé les conditions essentielles de l'hygiène antituberculeuse préventive.

C'est à ces notions qu'on devra un jour la disparition à peu près complète de la tuberculose, qu'on peut entrevoir, mais encore ne faut-il pas pour cela permettre qu'elles deviennent un obstacle à l'assistance aux tuberculeux, résultat auquel elles ne manqueraient pas d'aboutir, si elles les faisaient considérer comme des malades dont on ne peut s'approcher sans danger.

Chacun doit combattre hardiment la tendance qui se manifeste dans le public à les considérer ainsi et dans certains milieux même à les considérer comme des pestiférés ou à s'éloigner d'eux comme d'un diphtérique ou d'un scarlatineux.

La tuberculose, qu'on le sache bien et qu'on le dise bien haut, n'est nullement contagieuse à la façon de la rougeole, de la scarlatine, de la variole, de la diphtérie, par exemple.

La tuberculose n'est contagieuse en fait que par ses crachats desséchés et mélangés aux poussières respirées ou ingérées.

Empêcher de cracher sur le sol et de cracher ailleurs que dans un crachoir ; empêcher les crachats de se dessécher, c'est empêcher les bacilles de se diffuser et la contagion de se produire ; c'est réduire avec certitude de 80 à 90 % le nombre des victimes de la tuberculose pulmonaire, en se mettant soi-même et en mettant les autres à l'abri de la maladie.

Le crachat desséché, voilà l'ennemi ; c'est lui qu'il faut surtout viser dans la lutte contre la tuberculose.

Voilà ce qu'il faut savoir et enseigner partout, et, comme le fait le médecin du sanatorium qui vit sans dommage, avec sa famille, au milieu de tuberculeux, il faut montrer par l'exemple, en les soignant à domicile ou ailleurs, qu'ils ne sont dangereux que si on ne prend pas les précautions convenables et d'application facile qui sont nécessaires et que c'est à la seule méconnaissance de cette nécessité qu'est due la création du foyer tuberculeux dans les familles, quand un membre est atteint.

Voilà les raisons pour lesquelles nous demandons que chacun donne son concours à la croisade antituberculeuse que nous poursuivons ; voilà pourquoi nous nous permettons d'engager nos infirmières, sans crainte ds responsabilités, devant lesquelles nous reculerions s'il en était autrement, à se dévouer aux soins des tuberculeux dans les asiles et dans les familles.

Dr P.-B.

Quelques mois plus tard, voulant par la répétition de nos sollicitations entraîner de plus en plus nos comités, qui d'ailleurs témoignent pour la plupart du zèle le plus louable, nous leur adressons le nouvel appel suivant, visant nos œuvres d'après guerre en général, mais tout spécialement notre organisation antituberculeuse et la conséquence nécessaire des efforts.

A NOS INFIRMIÈRES. A NOS COMITÉS

Devant l'imminence du danger que la tuberculose fait courir à la race Française, une commission mixte, composée de représentants du Comité National d'Assistance aux Anciens Militaires Tuberculeux, des Sociétés de la Croix-Rouge et de divers autres groupements, s'est constituée dans le but d'associer leurs efforts et, en les concertant avec ceux des services publics, d'intensifier les moyens de lutte contre le fléau.

Nous ne saurions trop engager nos Comités, tous les membres de notre Association, et en particulier nos infirmières, à entrer bravement dans cette lutte : nos Comités, en en faisant l'un des principaux objectifs d'après guerre et en se mettant en rapport étroit avec les Comités d'Assistance Départementaux ; tous les Membres de notre Société, en procurant à l'œuvre les ressources nécessaires, en personnel, matériel et fonds ; nos infirmières, en acquérant les connaissances spéciales indispensables et en prodiguant leurs soins aux malades.

Le succès de la lutte dépendra, qu'on n'en doute pas, de la convergence autant que de la multiplicité des efforts ; aussi, que les Sociétés organisent elles-mêmes des établissements antituberculeux, des dispensaires antituberculeux notamment, ou que les membres de leur personnel seulement participent à la croisade antituberculeuse, est-il bon que tout soit fait en accord, ou mieux encore, en collaboration avec ces Comités.

Infirmières visiteuses

Le nombre d'infirmières visiteuses indispensable est considérable. C'est aux Sociétés de la Croix-Rouge à les fournir en majeure partie. Elles le peuvent, en demandant à leurs infirmières un complément d'instruction technique spéciale, un entrainement et une éducation auxquels elles se trouvent déjà préparées.

On estime généralement, qu'il faut deux ans pour former une *infirmière-visiteuse*, mais il parait certain qu'un enseignement réduit à quatre mois, comprenant des leçons théoriques et des travaux pratiques, pourra, dans la grande majorité des cas, suffire à nos infirmières pour devenir d'excellentes *visiteuses d'hygiène* et que, parmi elles, certainement, un grand nombre pourra vite acquérir le titre d'infirmière-visiteuse.

Des cours et exercices pratiques auront lieu à Paris et dans certains autres centres d'enseignement. Cet enseignement sera partout le même et se terminera par un examen à subir d'après un même programme. Passé avec succès, il donnera lieu à la délivrance d'un *certificat spécial*.

Les infirmières-visiteuses et infirmières d'hygiène recevront, si elles le désirent, des Comités départementaux qui les emploieront, soit un salaire mensuel en rémunération de leurs services, soit une indemnité en raison des frais d'entretien qu'occasionnent ceux-ci.

Dispensaires

Les Comités désireux de créer et faire fonctionner des dispensaires anti-tuberculeux, n'oublieront pas qu'aux termes de la loi du 15 Avril 1916, les dispensaires publics ou privés, créés par des collectivités privées, peuvent recevoir des subventions de l'État et fonctionner indépendamment des Comités départementaux, mais que, sans qu'elles perdent rien de leur autonomie et de leur liberté d'action, les Sociétés peuvent se joindre aux organisations antituberculeuses départementales, dont elles peuvent constituer un des rouages importants et dont le rendement sera ainsi d'autant meilleur. Il suffira, nous n'en doutons pas, que nos comités soient convaincus de l'utilité de cette mise en harmonie de leurs services avec les autres, pour que tous s'empressent de concourir à l'effort commun.

Sanatoriums et hôpitaux spéciaux

Si, sur certains points du territoire, des hôpitaux désaffectés en tant qu'hôpitaux auxiliaires, paraissent pouvoir être transformés utilement en sanatoriums pour tuberculeux, les Comités de notre Société peuvent, en s'entendant avec le Comité départemental et avec l'État, prendre avec toutes chances de succès, l'initiative d'une telle transformation.

Nos Comités peuvent, en résumé, s'associer à la lutte antituberculeuse : par le recrutement d'infirmières spécialisées, par l'ouverture de dispensaires, par la création de sanatoriums, ou même d'hôpitaux spéciaux, mais il est bon, pour intensifier leur bienfaisante action, qu'ils associent leurs efforts à ceux des Comités départementaux.

Contagion et préservation individuelle

La crainte de la contagion ne saurait entraver l'élan de nos infirmières. Elles n'y sont pas accessibles, parce qu'elles sont aussi instruites que courageuses et prudentes. Elles savent qu'on peut sans danger soigner les tuberculeux, que la tuberculose n'est contagieuse en fait que par les crachats desséchés et mélangés aux poussières respirées ou ingérées et qu'on peut, dès lors, s'en garantir. Elles savent que ce n'est pas un contact éphémère et banal avec un tuberculeux qui peut, comme avec un varioleux, un scarlatineux ou un diphthérique, etc., entrainer la contagion, mais que celle-ci ne se produit que par des contacts prolongés ou répétés, établis sans que des précautions nécessaires et d'exécution facile aient été prises. Sachant ce qu'il faut faut savoir et tout particulièrement ce qu'il faut faire et ce qu'il éviter, elles agissent en conséquence et, dans l'intérêt d'autrui aussi bien que dans le leur, elles pratiquent et enseignent par l'exemple ce que doivent faire ou éviter les tuberculeux et les personnes qui les entourent.

Aussi, dirons-nous à toutes nos infirmières, sûrs d'être entendus : La France a besoin de vous pour lutter contre la tuberculose qui menace la vie nationale.

Lui enlevant tous les ans plus de 100.000 de ses enfants, la plupart adolescents ou adultes, la tuberculose est le fléau de la race ; il faut l'abattre ; nous le pouvons.

La tuberculose est *évitable*, elle est *guérissable* ; nous comptons sur vous pour nous aider à éviter sa propagation et pour lutter contre ses atteintes.

Auprès des tuberculeux qui réclament vos soins, nous vous trouverons, nous en sommes certains, aussi attentives, aussi compétentes, aussi dévouées qu'auprès de nos chers blessés ; comme eux, vous les arracherez à la mort qui les guette et votre sollicitude, votre savoir, votre amour maternel, étendu à tous les enfants de la France, les sauveront.

Nous recommandons aussi à votre attention, l'organisation à prévoir, dès à présent, de l'*Union Fraternelle des Blessés de la Grande Guerre* (U. F. B. G.), œuvre d'entr'aide et de protection, pendant toute leur existence, de nos blessés et des membres de leur famille à leur charge.

Vous considérerez, comme nous certainement, que ce n'est pas assez d'avoir arraché ces glorieux Blessés à la mort ; il faut encore les aider dans leur nouvelle vie, souvent difficile, même après leur rééducation. Faisons-en les *Pupilles de la Croix-Rouge.*

Cette œuvre de sollicitude et de solidarité, vous la réaliserez :

1° En provoquant la création d'une section ou en contribuant à son organisation, conformément aux indications contenues dans l'instruction et dans les brochures ci-jointes ;

2° En recrutant des adhérents titulaires et souscripteurs ;

3° En faisant partie du Comité des Dames de cette Section ;

4° En envisagent la possibilité d'ouvrir vos cercles du Soldat aux membres de l'U. F. B. G.

Nous vous rappellerons, en second lieu, les obligations des régions privilégiées en faveur de celles récemment récupérées qui ont été ruinées par l'invasion. Leurs habitants, que l'attirance du sol natal y ramène, ne trouvent plus que des ruines ; il faut les aider à y vivre, éviter qu'au désespoir, causé par l'anéantissement du fruit de leur travail et de leurs espérances familiales, s'ajoute la maladie, fille de la misère, et leur assurer les soins nécessaires.

Dans ce but, en accord avec « *Le Village reconstitué* », l'U. F. F. organise et fait fonctionner des dispensaires, qu'avec un zèle admirable desservent ses dévouées infirmières.

Nous avons prévu l'attribution à cette intéressante catégorie de victimes de la guerre d'une partie de notre matériel, de couchage notamment, après la cessation des hostilités ; mais, d'ici là, il faut parer aux premiers besoins : notre tâche est d'installer des dispensaires, où soient donnés, en même temps que des soins aux malades, certains objets de première nécessité, des aliments et vêtements pour les enfants notamment. Ne les oubliez pas dans vos libéralités, plaidez leur cause dans votre entourage : par là encore, vous remplirez votre rôle de Femmes de France.

Paris, 10 Février 1918.

Le Secrétaire Général,
Dr P. BOULOUMIÉ.

La Présidente Générale,
S. PEROUSE.

Ce coup d'œil d'ensemble jeté sur l'œuvre administrative du Conseil de l'Union des Femmes de France touchant la tuberculose, voyons ce qui, du programme adopté, a été réalisé ou est en voie de réalisation et ce qui n'est encore qu'en projet.

Convaincus de l'utilité de la convergence des efforts, nous ferons remarquer tout d'abord que nous avons noué et que nous entretenons des rapports étroits aussi bien avec les œuvres privées qu'avec les Pouvoirs Publics et particulièrement avec la Direction de l'Assistance publique au Ministère de l'Intérieur d'une part, avec la Direction du Service de Santé au Ministère de la Guerre d'autre part. C'est ainsi que nous faisons fonctionner Tonnay-Charente et Rompsay, et que nous poursuivons la fondation de Berck avec celle-ci, et que nous faisons fonctionner Taxil, Menton, Monbran, et allons fonder des sanatoriums, un sanatorium d'altitude notamment, dans la Haute-Savoie sans doute, au lieudit « La Chartreuse du Reposoir », avec l'Assistance publique, nous maintenant toujours en étroit accord avec elle comme avec les administrations préfectorales pour l'organisation et le fonctionnement des dispensaires et des divers services dépendant des Comités départementaux.

Nous ne décrirons pas ici tout ce qui concerne chacune de nos institutions, mais il nous paraît utile, surtout en vue des créations que l'exemple pourra susciter, de montrer les soins qu'il faut apporter, dans les détails comme dans l'ensemble, à leur préparation, à leur aménagement, à leur fonctionnement, pour arriver aux résultats qu'on peut en attendre.

C'est dans ce but que nous publions les renseignements et rapports successifs sur une colonie agricole (Tonnay-Charente), sur une station sanitaire (Moubran), sur une hôtellerie sanitaire, et que nous donnons certains détails sur les autres organisations en cours ou en préparation.

Colonie Sanitaire de Tonnay-Charente

Située à 6 kilomètres de Rochefort, sur le point culminant d'un coteau à pentes douces, au pied duquel coule la Charente, dont on suit le cours, à travers une large et verdoyante vallée, jusqu'à l'Océan, la colonie jouit, en même temps que d'une vue des plus étendues et des plus pittoresques, d'un climat tempéré et de conditions hygiéniques particulièrement favorables à sa destination. Bien avant, en effet, qu'il ne fut question de créer dans la région une institution de ce genre, les médecins de la marine, que l'Arsenal et l'Ecole de Rochefort y appellent en grand nombre, avaient constaté et signalé l'heureuse influence de son climat sur les tuberculeux et la marche de la tuberculose (1).

De plus, le château et les terres qui l'entourent, suffisamment élevés au-dessus de la vallée (21 mètres), ne sont pas exposés à l'humidité qui règne souvent dans la plaine et, distants de la mer de 15 kilomètres, ils en sont assez loin pour que l'air, tout en puisant dans ce voisinage relatif une action vivifiante, ne soit pas excitant et que les vents du large y arrivent atténués, et assez près cependant pour que le régime des pluies s'en ressente, donnant lieu à des grains, plus ou moins fréquents et prolongés suivant les saisons, plutôt qu'à des pluies tombant sans discontinuité pendant des journées entières.

La Colonie peut contenir 50 hommes, plus une infirmerie garnie de 3 lits et le personnel de service.

---

(1) Le Docteur Mahen, directeur du service de santé de la Marine, a particulièrement insisté dans ses beaux travaux de statistique médicale, sur la lenteur de l'évolution de la tuberculose dans la région et sur l'atténuation des réactions fébriles chez les tuberculeux.

La Cure dans la Colonie

SES PRINCIPES, SON ORGANISATION

Les hommes y sont constamment sous une direction et une surveillance médicale attentives, la première dévolue à un médecin, la seconde exercée par un personnel infirmier de premier ordre.

Ils y reçoivent, avec les soins que nécessite leur état, l'instruction antituberculeuse et antialcoolique, en même temps qu'une instruction agricole, maraîchère, fruitière et florale principalement, la seconde sous la direction d'un chef de culture expérimenté ; ils pourront y recevoir en outre, sous la direction de l'officier directeur et celle d'un sous-officier, l'instruction militaire.

Ils sont employés ainsi à des travaux, extérieurs autant que possible, pouvant être exécutés sans fatigue et susceptibles de leur assurer pour l'avenir une occupation lucrative dans des conditions hygiéniques devant leur permettre d'éviter le réveil de l'évolution tuberculeuse, tout en se préparant à reprendre pour un temps leur rang dans l'armée.

Principes de la Cure

La cure dans la Colonie s'inspire des 5 principes suivants :

1° Maintenir les sujets dans un air aussi pur que possible et les faire vivre au grand air le plus possible.

2° Régler le repos et le travail de chacun suivant son état local et général et son mode réactionnel.

3° Assurer aux hommes une bonne alimentation, réglée suivant les indications et tout particulièrement suivant l'état de fonctionnement digestif de chacun.

4° Endurcir l'organisme autant que le permettent l'état local et l'état général, par l'emploi rationnel des moyens ci-dessus et accessoirement, s'il y a lieu, par d'autres moyens thérapeutiques appropriés.

5° Mettre les hommes en mesure, par l'instruction qui y est donnée, de vivre ultérieurement dans des conditions hygiéniques de nature à empêcher le réveil de l'évolution tuberculeuse.

Admission dans la Colonie

Les sujets admis dans la Colonie sont exclusivement des hommes reconnus par le service de santé de l'armée en état d'imminence tuberculeuse et qui, antérieurement à notre fondation, auraient été mis pour ce motif en situation de réforme temporaire.

Ils sont envoyés directement à la colonie par l'autorité militaire.

Ils sont choisis de préférence parmi les hommes sans famille et sans ressources, orphelins et pupilles de l'Assistance publique, et spécialement parmi ceux d'entre eux appartenant à des régions ayant consenti des sacrifices pour l'installation et l'entretien de la colonie.

Séjour dans la Colonie

La durée du séjour dans la Colonie est limitée à six mois. En principe, elle n'est pas inférieure à trois mois. Elle est determinée par le médecin, d'après l'état du sujet.

Le travail est la règle pour tout homme reconnu apyrétique et en condition de l'exécuter sans dommage pour sa santé. Étant considéré comme un des agents de la cure, il est dosé et réglé suivant l'état de chacun, comme tout autre moyen thérapeutique. Il est dès lors imposé, au même titre que le repos et les exercices militaires, à tous ceux auxquels il est prescrit par le médecin.

Cure de Repos et de Travail dans la Colonie

En principe, tout homme entrant est immédiatement entrainé à la vie au grand air et mis au repos absolu pendant trois à cinq jours, au cours desquels il est en observation et soigneusement examiné, spécialement au point de vue de sa température et de l'état de ses fonctions respiratoire, digestive et circulatoire.

La température est prise systématiquement matin et soir, sous la langue, dès l'entrée et pendant toute la durée du séjour. Une fiche individuelle est établie au nom de chaque homme dès son entrée. Sur cette fiche sont portés : son état civil et militaire, sa taille, son poids, son périmètre thoracique, sa capacité respiratoire, son observation sommaire et son état actuel, avec mention des températures matinale et vespérale, le nombre de ses pulsations, le degré de sa tension artérielle, les résultats de la percussion et de l'auscultation et, plus tard, toutes les constatations intéressantes faites au cours de son séjour.

L'homme reconnu apyrétique et, d'après les symptômes locaux et généraux, en état de travailler, est, après les trois à cinq jours de repos imposés à l'entrée, mis progressivement au travail, suivant une gradation déterminée, dont les degrés peuvent être franchis plus ou moins vite suivant les cas, conformément aux indications données par le médecin.

Il est d'abord soumis à de simples exercices ou travaux d'épreuve. Puis, il lui est imposé un travail nécessitant un certain effort durant progressivement de une à deux heures consécutives (travail agricole, travail d'épreuve ou exercice militaire) et, ultérieurement, travail agricole normal, n'exigeant pas toutefois d'efforts excessifs et durant de deux à six heures dans la journée (culture maraîchère, culture et tenue du jardin), et quelques exercices militaires, à exécuter suivant les cas en une ou plusieurs reprises. Ces exercices consistent en marches et mouvements réglés, à l'exclusion du maniement d'armes, qui nécessite trop d'efforts des bras pour la généralité des hospitalisés.

Une heure après tout travail exécuté pour la première fois, la température est prise et notée, de même que le nombre des pulsations et l'état du pouls, sans préjudice des deux prises quotidiennes de température matinale et vespérale. Dès que la température s'élève au-dessus de la normale, le travail est suspendu jusqu'à décision du médecin ; de même si l'écart des températures du matin et du soir est exagéré.

Le médecin est, dans ce cas, le seul juge de la mise au travail ou de la continuation du repos.

En principe, le repos absolu est exigé à l'occasion de toute élévation de température et continué pendant quelques jours encore à dater de celui où il n'a pas été constaté de température anormale, le médecin étant appelé à en décider dans chaque cas particulier.

Le travail imposé lors de sa reprise est généralement celui du degré immédiatement inférieur à celui qui avait été exécuté le jour où l'état fébrile a été constaté.

Aux travaux agricoles peuvent s'ajouter, dans la proportion indiquée par le médecin, quelques exercices militaires et les travaux intérieurs de la maison (soins de propreté et petits travaux d'entretien journalier, balayage banal ou spécial et entretien des salles, service de table, mise et enlèvement du couvert et les travaux de la basse-cour). Ces travaux sont exécutés, suivant l'état, conjointement à ceux-ci ou seulement à leurs lieu et place.

Pendant les mauvais jours ou lorsqu'il n'y a pas de travaux agricoles en cours, les hommes peuvent être occupés soit à la fabrication d'objets divers à usages agricoles et de préférence à l'usage de la colonie, fonctionnant comme une ferme, soit à des théories ou des exercices militaires, soit à des leçons techniques et à des démonstrations agricoles, à des causeries sur l'hygiène, du tuberculeux en particulier, et sur l'alcoolisme.

Quand pendant dix jours consécutifs le travail maximum de six heures aux champs ou au jardin, ou aux exercices militaires a pu être continué sans fatigue et sans élévation de température, la journée de travail est portée progressivement à 7 et 8 heures (travail d'épreuve avant la sortie).

Gratifications éventuelles aux Travailleurs

Le travail dans la colonie étant prescrit et réglé d'après l'état de chacun au même titre que les autres agents de la cure, et étant exécuté par des hommes faisant partie de l'armée, ne saurait donner lieu à un salaire.

Toutefois, il peut être accordé à ceux-ci, à titre d'encouragement, des gratifications en rapport avec la bonne exécution du travail, le bon vouloir et la bonne conduite du sujet.

La moitié au moins du montant de ces allocations, sinon la totalité, sera portée sur un livret de caisse d'épargne qui sera établi au nom du bénéficiaire, au cas où il n'en posséderait pas encore.

Soins en cas de maladie

Une salle à destination spéciale d'infirmerie, séparée de l'habitation principale, est réservée dans la colonie pour le cas où un ou plusieurs hommes auraient besoin de soins particuliers, en raison d'indisposition, de maladie ou de blessure légère et de courte durée.

Dans le cas de maladie ou blessure plus grave, ou nécessitant des soins plus prolongés, les malades ou blessés doivent être évacués sur l'hôpital de Rochefort, et en cas de maladie rendant dangereux le transport jusqu'à Rochefort, sur l'hôpital de Tonnay-Charente.

Dans le cas où il apparaitrait qu'un homme ne peut s'accommoder de la cure de travail gradué ou risque d'être contagieux, il ne saurait être conservé dans la colonie. Il serait dès lors évacué sur l'hôpital de Rochefort, où il serait statué sur la destination à lui donner.

Dans le cas où il serait réformé, il pourrait être envoyé au Sanatorium de Bligny ou de Montigny-en-Ostrevent, avec lesquels l'Union des Femmes de France a fait une convention spéciale, et y être maintenu aux frais de la Société pendant plus ou moins longtemps, si les ressources dont celle-ci pourrait disposer le permettent.

Dans tous les cas, la direction de la colonie ferait les démarches nécessaires pour intéresser à lui celles des Sociétés antituberculeuses pouvant plus spécialement le secourir.

Tenue du Personnel

Tous les membres du personnel (hommes et femmes) employé à la colonie, autres que les aides de cuisine ou de culture et les ouvriers temporairement occupés, sont tenus de porter le costume, ou tout au moins les insignes de l'Union des Femmes de France.

Les dames infirmières hospitalières notamment et celles des membres de la Société qui donneraient leur concours aux services administratifs de la colonie, sont tenues au port du costume des dames infirmières de la Société dans l'intérieur de la colonie.

Les hospitalisés portent pour le travail des vêtements uniformes fournis par l'administration de la colonie. Pour éviter des confusions fâcheuses et parfois dangereuses, chaque homme portera au bras gauche un brassard, avec un numéro allant de 1 à 6, indiquant la catégorie dans laquelle il sera classé par le médecin au point de vue du travail à lui faire exécuter. En dehors du travail, ils conservent les vêtements qui leur sont laissés à l'entrée.

Pour les sorties, les vêtements militaires mis en réserve leur sont donnés.

Nous publions, à ce moment, une notice et des instructions pour établir les conditions de fonctionnement de la colonie et de chacun des services.

Des instructions spéciales visent : 1° la direction de la colonie ; 2° la direction médicale et le service médical ; 3° le bureau et le service des entrées ; 4° l'alimentation ; 5° le repos et le travail ; 6° le repos et l'aérothérapie ; 7° l'héliothérapie ; 8° le travail ; 9° le travail agricole ; 10° les exercices militaires ; 11° la circulation et les températures ; 12° l'état respiratoire et les exercices respiratoires ; 13° l'hygiène corporelle ; 14° les excrétions, urines et selles ; 15° le service de l'économat ; 16° le service de la dépense ; 17° le service de la lingerie ; 18° les fonctions du bibliothécaire archiviste, le tout précédé de la convention ci-dessous entre le Ministère de la guerre et l'Union des Femmes de France, concernant les conditions d'admission, le régime intérieur et la discipline.

Convention avec la Société l'Union des Femmes de France, pour la création d'un Etablissement Militaire Sanitaire Agricole de Tonnay-Charente.

Entre le Ministre de la Guerre et la Société d'Assistance aux blessés militaires « l'Union des Femmes de France », il a été convenu ce qui suit :

But de l'Etablissement

Article Premier. — Il est créé, par les soins de l'Union des Femmes de France, à Tonnay-Charente, un établissement militaire sanitaire agricole comprenant 50 places, destiné à recevoir et soigner les militaires de l'armée active métropolitaine (sous-officiers, caporaux et soldats), en état d'imminence tuberculeuse, provenant des corps et services du Gouvernement Militaire de Paris, des 3e, 4e, 8e, 11e, 18e corps d'armée et momentanément incapables de supporter les fatigues du service.

Les militaires atteints de tuberculose confirmée, même fermée, ainsi que ceux dont l'état de santé exige des soins spéciaux, ne sont pas admis dans cet établissement.

Conditions d'Admission

Art. 2. — Les militaires susceptibles d'être dirigés sur cet établissement sont désignés par les directeurs du service de santé du Gouvernement militaire de Paris et des corps d'armée sus-visés, sur la proposition des médecins chefs de service, dans les établissements hospitaliers et corps de troupe.

La répartition de places disponibles est faite, par délégation du Ministre, par les soins du directeur du service de santé du 18e corps d'armée, après entente avec le directeur de l'établissement. Les désignations portent avant tout sur des militaires sans famille et sans ressources, sur les pupilles de l'Assistance publique ou sur les militaires appartenant à des familles nécessiteuses.

Art. 3. - Les militaires désignés sont dirigés sur l'établissement, soit isolément, soit en détachement.

Ceux qui proviennent directement d'un corps de troupe sont munis d'un billet d'hôpital.

Ils n'emportent aucune arme, mais ils sont munis de leurs collections 2 et 3, d'effets d'habillement, linge et chaussures.

Art. 4. — En principe, la durée normale du séjour dans l'établissement est de trois mois : elle pourra être prolongée, sur avis médical, mais après un séjour de six mois une décision (réforme temporaire ou définitive, rentrée au corps), devra être proposée.

Régime intérieur de l'Etablissement

Art. 5. — L'Union des Femmes de France fixe les détails du fonctionnement intérieur de l'établissement.

Les pensionnaires doivent y être soumis à un régime alimentaire tonique, à une existence hygiénique au grand air. Ils pourront être occupés à des travaux agricoles, modérés et déterminés, suivant leur état de santé, par le médecin traitant. En outre, des promenades collectives, sous la conduite d'un gradé, des exercices de gymnastique fonctionnelle, des jeux au grand air pourront être prescrits dans des conditions fixées pour chaque hospitalisé, par le médecin traitant.

Des sorties individuelles peuvent être autorisées par le directeur de l'Etablissement.

Pour des motifs graves, des permissions d'absence de courte durée pourront être accordées par l'autorité militaire et, en cas d'urgence, par le directeur de l'établissement qui rendra compte.

ART. 6. — En principe, un sous-officier et un caporal ou brigadier comptent toujours parmi les hommes présents à l'établissement. Ces gradés sont choisis parmi les militaires de leur grade remplissant les conditions spécifiées à l'article premier. Le sous-officier remplit les fonctions de chef de détachement. Il exerce, au point de vue militaire, les droits dévolus à un chef de détachement de son grade par les règlements. Il prend, en ce qui concerne le fonctionnement du service, les ordres du directeur de l'établissement et les fait exécuter par les militaires hospitalisés. Il est l'intermédiaire obligatoire entre ceux-ci et la Direction.

Discipline

ART. 7. — Tout militaire qui ne se conformera pas strictement aux règlements de l'établissement ou sera l'objet de mesures disciplinaires, sera renvoyé à son corps.

Les consignes relatives à la discipline seront arrêtées par le général commandant la subdivision.

En cas de troubles collectifs ou d'actes d'indiscipline graves, ne permettant pas le maintien même momentané à l'établissement des coupables, il peut être fait appel à la gendarmerie locale.

Relations avec l'autorité militaire

ART. 8. — L'établissement est placé sous la haute surveillance du général commandant le 18e corps d'armée, et relève directement, au point de vue militaire, du général commandant la subdivision de région, à qui sont soumises toutes les questions d'ordre militaire par la direction de l'établissement.

Le directeur du service de santé du 18e corps d'armée exerce son contrôle technique sur l'établissement. Il le visite au moins une fois par an, et chaque fois qu'il en reconnait la nécessité.

Un médecin-major est chargé de la visite mensuelle de l'établissement.

Sorties

Art. 9. — Les sorties sont prononcées comme il suit :

1° Sorties par rentrée au corps pour les militaires dont l'état de santé, redevenu suffisant, autorise la reprise du service ;

2° Sorties par réforme temporaire ou réforme définitive, suivant le cas, pour les pensionnaires chez lesquels l'amélioration au bout de six mois de séjour dans l'établissement n'est pas suffisante pour permettre la rentrée dans le rang, ou dont l'état de santé s'est aggravé au point de les rendre désormais inaptes à servir.

Ces deux modes de sorties, par rentrée au corps après guérison ou par présentation à la Commission spéciale de réforme, sont proposés, après avis du médecin traitant de l'établissement, par le médecin-major chargé de la visite mensuelle.

3° Sorties par évacuation sur un établissement hospitalier ;

4° Sorties par renvoi au corps pour raison disciplinaire ; elles sont prononcées par l'autorité militaire sur le rapport du directeur de l'établissement ;

5° Sorties par évasion ;

6° Sorties par décès.

Dans toutes ces circonstances, il y a lieu d'appliquer autant que possible, les dispositions du règlement sur le service de santé de l'armée à l'intérieur et les prescriptions des instructions ministérielles en vigueur. En cas de maladie grave ou de décès, notamment, il convient d'aviser immédiatement et par télégramme le maire du domicile de la famille du malade ou du décédé. Dans le cas de décès, si la famille ne réclame pas le corps, celui-ci est inhumé, au compte du Service de santé, dans les conditions prévues par les règlements.

Dans tous les cas visés aux paragraphes 1, 2, 3, 4, 5, 6, ci-dessus, le directeur de l'établissement adresse un compte rendu au directeur du Service de santé, qui informe le général commandant la subdivision. Cet officier général donne tous les ordres nécessaires et avise les corps et services intéressés.

Exécution du Service médical

Art. 10. — L'Union des Femmes de France recrute et paie elle-même son personnel médical et infirmier.

Des locaux isolés, mais faisant partie de l'établissement, sont réservés à l'usage d'infirmerie pour le traitement des maladies bénignes et n'entrainant qu'une indisponibilité de courte durée.

Les affections contagieuses et les autres maladies pouvant exiger l'hospitalisation sur place sont soignées à l'hospice de Tonnay-Charente, suivant une convention passée entre cet établissement et l'Union des Femmes de France.

Les malades, atteints d'affections graves ou de longue durée, mais permettant le transport, sont évacués sur l'hôpital maritime de Rochefort. Ils sont porteurs d'un billet d'hôpital établi par le médecin traitant de l'établissement de Tonnay-Charente, de leur plaque d'identité et de leur livret individuel.

Art. 11. — Les militaires en traitement sont l'objet d'une observation clinique dont un résumé est consigné sur une fiche conservée dans les archives.

Chaque année, et au plus tard le 30 janvier, le directeur du Service de santé du 18e corps d'armée fait parvenir au ministre, sous le timbre de la 7e Direction, un rapport d'ensemble concernant le fonctionnement de l'établissement et faisant connaître, à l'aide de documents statistiques précis, les résultats obtenus chez les militaires à la suite de leur séjour dans l'établissement.

Administration et Comptabilité

Art. 12. — L'Union des Femmes de France se charge entièrement de l'organisation, de l'aménagement et de l'entretien des locaux. Elle pourvoit à tous les besoins des militaires hospitalisés dans son établissement (alimentation, couchage, blanchissage, entretien et désinfection des vêtements et du linge de corps, soins médicaux et fournitures pharmaceutiques). Le Service de santé militaire lui verse par journée de présence une somme de deux francs pour chaque soldat ou caporal et de deux francs cinquante pour chaque sous-officier.

Des vêtements et chaussures spéciaux sont mis par l'établissement à la disposition des pensionnaires pour l'exécution des travaux auxquels ils peuvent être employés.

Les militaires, traités à l'hôpital de Tonnay-Charente, ne font pas mutation : l'établissement agricole continue à percevoir pour eux l'allocation journalière à laquelle il a droit de la part de l'Etat.

Les malades hospitalisés à l'hôpital maritime de Rochefort sont rayés des contrôles de l'établissement. Le remboursement des dépenses de toutes sortes qui incombent au Service de santé a lieu trimestriellement sur états établis par l'établissement, vérifiés par le directeur du Service de santé du 18e corps d'armée, qui procède aux ordonnances nécessaires.

Art. 13. — *Registre à tenir.* — L'Administration de l'établissement sanitaire tient les registres suivants (modèle décrit par la notice n° 10 du règlement sur le service de santé de l'armée à l'intérieur.

a) Contrôle et effectifs

Registre des entrées des malades (modèle n° 111).

Registre de l'effectif des malades (modèle n° 112).

Contrôles nominatifs trimestriels de malades par corps (modèle n° 114).

(b Dépôts et successions

Registre des effets déposés par les malades (modèle n° 49).

Registre des effets et objets laissés par les décédés et les évadés (modèle n° 101).

Carnet des inventaires des valeurs et des effets laissés par les décédés (modèle n° 100).

c) Service Général

Registre des décès (modèle n° 67).

Frais de timbre et d'enregistrement de la Convention

Art. 14. — L'enregistrement de la convention sera effectué gratis, en exécution de l'article 70, paragraphe 2, n° 1 de la loi du 22 frimaire, an VII. Quant aux frais de timbre de la convention, ils seront à la charge de la Société de l'Union des Femmes de France (article 29 de la loi du 13 brumaire, an VII).

Durée de la présente Convention

Art. 15. — La présente convention est faite pour trois ans. Elle sera, sauf dénonciation par l'une ou l'autre des parties contractantes, trois mois à l'avance, prolongée par tacite reconduction pour une durée égale. Toutefois, le ministre se réserve le droit de la résilier au bout d'un an, tout en prévenant trois mois à l'avance la Société, si les résultats obtenus ne sont pas satisfaisants.

Paris, le 2 Juin 1913.

Le Secrétaire Général,
Dr P. BOULOUMIÉ.

Le Président,
S. PÉROUSE.

Pour le Trésorier,
Le Secrétaire général adjoint,
E. CHARRIER.

Le Conseiller d'État, Secrétaire général au ministère de la guerre,
Jules DELONCLE.

Les travaux d'aménagement du château, nécessités pour son adaptation à un établissement hospitalier, devant présenter toute sécurité au point de vue de l'hygiène, sont activement poussés par notre architecte, M. Bourdillat, qui entreprend en même temps la réfection de la ferme et des communs pour y installer la salle de réunion, des remises, des hangars, des resserres pour les récoltes et les denrées diverses, un logement pour le chef de culture et fait élever le pavillon du directeur et du personnel hospitalier, infirmières ou sœurs. En même temps, de grands arbres donnant trop d'ombrage à la façade Est du château et entretenant l'humidité dans son rez-de-chaussée, où doit trouver place le réfectoire, sont arrachés ; le terrain est préparé pour recevoir des arbres fruitiers et des cultures maraîchères, tandis que la cour de la ferme est débarrassée des réduits, des arbustes et végétations diverses qui l'encombrent et arrêtent la vue sur les jardins et sur la plaine et l'accès du soleil, à ménager l'un et l'autre pour les assurer aux malades faisant la cure de repos sous une galerie disposée au long de la façade de la salle de réunion. Tous les jardins potagers existant ou ayant existé dans la propriété sont remis en état. Les plantations seront commencées aussitôt que possible, d'après les conseils d'un maître jardinier indiqué par M. de Vilmorin et progressivement exécutées en les étendant aux parties de la prairie leur convenant le mieux.

Dans ces travaux d'aménagement, deux déceptions causent du retard et des dépenses imprévues, l'effondrement imminent des murs de la ferme à la première tentative de percée d'ouvertures, ce qui oblige à une réfection à peu près complète et l'insuffisance de l'eau pour les divers services, malgré les renseignements pris et les assurances données. Il est porté remède à tout cela pour assurer un approvisionnement d'eau en vue des usages domestiques en général, un réservoir est établi sur la tour : l'eau nécessaire à la boisson et à la cuisine est purifiée par filtration dans un filtre à sable non immergé, conformément aux avis de M. le professeur Vincent.

Les premiers malades y sont reçus le 7 juillet 1913. Leur admission est soumise aux formalités imposées par l'autorité le 18 juin 1913, que nous rappelons dans la note ci-dessous communiquée aux hôpitaux.

NOTE CONCERNANT LE PLACEMENT DES HOMMES EN IMMINENCE DE TUBERCULOSE

A TONNAY-CHARENTE

Les hommes en traitement dans les hôpitaux qui seraient jugés *en imminence de tuberculose* peuvent être évacués sur la colonie militaire sanitaire agricole de **Tonnay-Charente,** étant bien entendu qu'ils soient *non contagieux* et susceptibles de bénéficier de la cure d'aération, repos et travail combinés, qui y est pratiquée.

Un certificat de visite par le médecin traitant et de contre-visite par le médecin en chef est établi au nom de l'homme, avec diagnostic précis indiquant les maladies antérieures ayant déterminé l'état actuel, non fébrile, et les traitements déjà appliqués.

Ce certificat, portant la mention : « *en exécution de l'instruction du 18 juin 1913, B. O. P. P. page 753* », joint à une demande d'évacuation sur **Tonnay-Charente,** est adressée, par l'intermédiaire de M. le Délégué régional, à M. le Directeur du Service de Santé pour être transmis au Ministère de la Guerre, 7e Direction, qui se réserve le droit d'accorder l'autorisation de la mutation et de la prescrire.

L'inauguration officielle a lieu le dimanche 31 mai 1914, sous la présidence d'honneur de M. le président Léon Bourgeois qui, retenu à Paris pour raison de santé, a cédé la présidence effective à M. le Directeur du Service de Santé au ministère de la Guerre, M. le médecin inspecteur Troussaint.

Dans l'assistance on remarque : Mme Pérouse, présidente générale de l'U. F. F. ; Mme Barbier-Hugo, vice-présidente et plusieurs dames, membres de la Société, venues de Rochefort, de La Rochelle, de Paris ; Mme Goguet, présidente du Comité de Tonnay-Charente ; M. le vice-amiral Arago, préfet maritime de Rochefort et son adjoint, le général Rossignol ; le médecin inspecteur de Pauzat, directeur du Service de Santé de la 18e Région ; le médecin en chef de la Marine, Dr Foucaud ; le sous-intendant Trioreau ; le médecin général du cadre de réserve Burot ; le général Durupt ; le médecin inspecteur Ch. Viry ; le médecin major de 1re classe Lamoureux, de la Direction du Service de Santé ; le médecin major Damon, inspecteur surveillant de la Colonie ; M. Joussemet, maire de Tonnay-Charente ; MM. Trélat, trésorier de l'U. F. F., Emile Charrier, secrétaire général adjoint, Bourdillat, architecte, Louis Bourge, commissaire de la propagande, les docteurs Desculbes, Oré, Lassabatie, Mailhetard, conseiller général, etc., etc.

Des discours sont successivement prononcés par : le Dr

Boulouinié, organisateur de la colonie, M. le médecin inspecteur Troussaint, M. Léon Bourgeois (discours lu par M. le Dr Troussaint).

Le Dr Boulouinié, après avoir salué et remercié les nombreuses personnalités présentes et représentées et les membres du personnel attaché à la colonie, et rendu hommage à la générosité de Madame Doller Gosselin, dont la libéralité a permis la fondation de la colonie, expose le but, la raison d'être, les conditions d'organisation et de fonctionnement de l'institution. Il termine par ces mots commentant les résultats déjà constatés et pleinement justifiés depuis, qu'il parait intéressant de reproduire ici :

« Je voudrais, ceci dit, vous donner une statistique des résultats obtenus, mais nous savons trop que, tant qu'elles ne portent pas sur un grand nombre de cas et sur une période de temps assez longue, les statistiques sont sans valeur ; ce serait le cas de celle que je pourrais vous présenter aujourd'hui.

« Je me contente donc de vous dire quels sont, d'une manière générale, les résultats constatés :

« Depuis juin 1913, la colonie a reçu 96 hommes, sur lesquels 52 sont sortis, 44 sont en cours de séjour, dont 20 depuis quelques jours seulement.

« Chez tous, sauf trois que nous avons dû évacuer, nous avons constaté une amélioration notable dont témoignent : l'aspect général, l'état des forces, l'auscultation, la capacité respiratoire, le poids du corps et particulièrement le rapport du poids et de la circonférence thoracique à la taille. Les augmentations de poids ont été de : 1 à 11 kilogrammes ; de 3 à 5 kilogrammes généralement après un à trois mois, souvent aussi de 6 à 8 kilogrammes, et le plus souvent de 6 à 9 kilogrammes et jusqu'à 11 kilogrammes après trois à quatre mois de séjour.

« Les résultats constatés par les médecins de la colonie et contrôlés par le dévoué médecin major Damon, montrent que le jour où un choix judicieux, comme celui qui est fait depuis quelque temps, présidera à l'envoi des sujets à la colonie, le nombre des guérisons sera ce que nous l'avons prévu.

« C'est sur ce sentiment d'espérance dans l'avenir de notre

colonie et dans les résultats de la cure qui y est pratiquée que je terminerai, en vous demandant, Mesdames et Messieurs, si vous le partagez, de nous aider à augmenter nos moyens d'action et de seconder nos efforts pour l'amélioration du sort de nos soldats et la défense de leur entourage contre la contagion tuberculeuse. »

Le médecin inspecteur Troussaint se fait l'interprète des regrets que lui a exprimés M. Léon Bourgeois de ne pouvoir, pour raison de santé, présider la réunion, et avant de donner lecture de son éloquent discours, prononce une allocution très applaudie dans laquelle il trace en quelques mots le rôle du service de santé, celui de l'assistance publique et celui des sociétés, dans l'assistance qui est due aux tuberculeux militaires et qu'il faut leur assurer. Il rappelle l'importante contribution apportée par M. le sénateur Léon Bourgeois à la solution pratique de toutes les questions qu'elle soulève.

Parlant au nom du Ministère de la Guerre et du Service de Santé, dont il est le chef, il termine en disant :

« ...Nous sommes réunis pour applaudir à la création de la colonie sanitaire agricole de Tonnay-Charente pour nos suspects, véritable préventorium qui réalise une des étapes du programme précédent.

« Son organisation a été admirablement comprise et tout y a été prévu pour en rendre le séjour éminemment profitable : choix de la région ; douceur du climat ; choix de l'emplacement ; aménagement des locaux clairs, gais, bien aérés ; literie et mobilier bien choisis et d'un entretien facile ; alimentation abondante et réparatrice ; surveillance médicale assurée ; cure d'air et de repos ; cure héliothérapique ; cure de travail progressivement dosé ; tout cela dans un cadre champêtre, où des cultures variées offrent des occupations agréables et faciles.

« Tout a été combiné pour atteindre le but, y compris les distractions et les jeux.

« Il a suffi d'une entente avec la Société et d'une convention réglant la contribution du Ministère de la guerre, par un prix de journée, pour assurer le fonctionnement régulier de cette maison, à la satisfaction de tous.

« C'est là un bel et salutaire exemple qui sera certainement suivi.

« Je suis heureux, en inaugurant le premier préventorium militaire, d'adresser à l'Union des Femmes de France l'expression de la reconnaissance de M. le Ministre de la guerre et d'y joindre celle du Service de Santé militaire, qui a toujours rencontré auprès d'elle le concours le plus empressé et le plus précieux et la trouve ici encore à l'avant-garde d'un grand progrès et des réalisations généreuses. »

Du magnifique discours de M. le sénateur Léon Bourgeois, dont M. le médecin inspecteur Troussaint donne ensuite lecture, nous citerons ici les principaux passages :

...« La date du 31 mai marque une orientation nouvelle dans la lutte que nous poursuivons contre la tuberculose ; elle est le point de départ de toute une grande action nationale ; elle nous fait espérer enfin que notre pays, réveillé d'une incompréhensible indifférence, est résolu à lutter méthodiquement, avec toutes ses forces, contre le pire des fléaux.

« Et nous ne saurions exagérer l'importance de ce fait que c'est notre Ministère de la guerre qui a réclamé la première place dans cette entreprise de salut public.

« Rompant avec toute routine, l'administration militaire a consenti à chercher dans les initiatives privées les concours matériels et moraux indispensables.

« Pour organiser la lutte contre la tuberculose dans l'armée, elle s'est tournée vers les sociétés de la Croix-Rouge et, pour la première fois, une entente s'est enfin établie avec l'une d'entre elles : l'Union des Femmes de France ; celle-ci a eu l'honneur de signer, le 2 juin 1913, avec l'Etat, la convention qui a créé, à Tonnay-Charente, une colonie à la fois militaire et agricole, et dont le programme constitue le plus haut des enseignements ..

...« Arrêter le mal à son premier symptôme, en dépister les signes précurseurs, saisir le jeune soldat en imminence de tuberculose et, par une action immédiate et continue, modifier en lui le terrain pour y rendre impossible le développement du germe, telle est la seule méthode efficace, mais qui ne peut être appliquée dans les établissements militaires de droit commun, qui veut, pour être tentée, tout un outillage particulier, toute une organisation d'une souplesse exceptionnelle.

...« C'est cette organisation toute nouvelle que l'administration de la guerre a pu réaliser ici.

...« L'armée est admirablement placée pour dépister les candidats à la tuberculose. Mais ce n'est pas elle, et surtout elle seule, qui peut en assurer le sauvetage. Elle ne peut les conserver dans ses cadres, elle ne peut les soigner dans ses hôpitaux.

...« Les œuvres de l'assistance privée peuvent seules accepter, comme un dépôt sacré, la charge de ces jeunes gens. Mais encore faut-il que ce soit des œuvres où les nécessités militaires ne soient pas ignorées, où l'habitude de la collaboration avec les chefs du Service de Santé assure l'entente de chaque jour, l'indispensable discipline exigée par les besoins généraux de l'armée. Les Sociétés de la Croix-Rouge n'étaient-elles pas toutes désignées pour tenter cette œuvre de salut national ?

...« N'est-ce pas le devoir propre d'institutions de caractère national et patriotique comme la Croix-Rouge, de conserver des soldats à l'armée, de remettre dans les rangs ceux qui, momentanément, sont physiquement incapables d'y tenir leur place ?

...« C'est à cet appel que vient de répondre, avec une promptitude et un esprit de décision remarquables, l'Union des Femmes de France. C'est elle qui a fait le premier pas dans la bonne voie et a montré la route à suivre. Il y a deux noms qui doivent être cités ici : ce sont ceux de Madame Pérouse et du docteur Bouloumié. C'est Madame Pérouse qui, avec une activité, un dévouement, un esprit d'initiative qu'on ne saurait trop louer, a convaincu les timorés, et, sans se laisser arrêter par les difficultés de forme, a réalisé l'œuvre que le docteur Bouloumié avait, l'un des premiers, conçu. Celui-ci a été vraiment l'organisateur de Tonnay-Charente. C'est grâce, à la fois, à sa longue expérience et à sa patiente énergie qu'a pu être créée d'abord la première section antituberculeuse de la Croix-Rouge, puis cette colonie, qui lui fait connaître aujourd'hui la joie de la réalisation.

« Mais Tonnay-Charente n'est encore que la première pierre de l'édifice ; il faut que les ouvriers de la première heure se remettent à l'œuvre ; il faut que leurs efforts se multiplient et que l'Union des Femmes de France continue ses créations.

« J'espère aussi que les autres sociétés de la Croix-Rouge ne tarderont pas à donner à notre pays des œuvres semblables.

...« Toutes ces initiatives rencontreront, auprès du Ministre de la Guerre, l'accueil le plus favorable. Je suis heureux de lui rendre ici hommage et de saluer celui qui le représente, M. le Directeur du Service de Santé, mon excellent ami, le médecin inspecteur Troussaint, dont je connais personnellement la science et le dévouement. Depuis bien des années je suis ses efforts inlassables pour la défense de la santé de nos troupes et je sais, en particulier, avec quelle conscience il a étudié cette terrible question de la tuberculose dans l'armée. J'aurais voulu pouvoir le féliciter, de vive voix, des résultats dont l'œuvre de Tonnay-Charente nous donne dès maintenant la certitude.

« La Colonie de Tonnay-Charente offre des caractères qui en font, parmi l'ensemble des sanatoriums et des préventoriums, une création spéciale et tout à fait intéressante. Elle vaut d'abord, je l'ai déjà dit, par l'union féconde du Ministère de la guerre et des associations civiles.

...« Cette conception d'un établissement de caractère moitié civil moitié militaire a permis d'instituer un système de vie tout à fait nouveau, tout au moins dans notre pays, et dont on peut espérer, pour l'avenir, des résultats exceptionnellement heureux. Je veux parler du système qui unit étroitement la cure de travail en plein air à la cure traditionnelle de repos.

« Pour la première fois on se préoccupe non seulement de donner au malade une éducation hygiénique qui lui permettra plus tard de vivre, lui et les siens, dans des conditions plus saines, mais on fait pour lui, d'un travail rigoureusement choisi et réglé, un moyen de traitement. La colonie fait une œuvre d'éducation à la fois hygiénique et professionnelle. Elle laisse l'homme qui lui est confié à sa vie habituelle, qui est une vie de travail ; mais elle lui offre un travail particulier, calculé en vue de son relèvement physique. Elle essaye, par un traitement méthodique et prudent, d'accroître son activité et de rétablir pour lui, dans les conditions les meilleures, le rendement, le profit de cette activité.

« C'est la profession de jardinier qui a semblé, aux fondateurs de Tonnay-Charente, la profession de choix, celle qui réunit, pour les jeunes soldats menacés par le mal, les meilleures conditions physiologiques, économiques et morales. Il est entraîné à la culture maraichère, florale, fruitière. Sous le contrôle du personnel médical, qui règle son travail et le proportionne à son état de santé, il obéit à la direction d'un chef de culture expérimenté, qui lui donne la théorie et la pratique de l'enseignement.

« Les résultats obtenus jusqu'à présent sont excellents pour nos pensionnaires. Chez eux, l'état local s'améliore notablement, l'état général se transforme ; ils font leur tâche avec plaisir, en en reconnaissant directement les bienfaits. Enfin, ils se sentent encouragés à mettre plus tard à profit, à leur retour dans la vie civile, les connaissances acquises dans ce travail de la terre et à fixer aux champs leur existence, mise ainsi définitivement à l'abri de toutes les contaminations, de tous les dangers du travail urbain.

« Ainsi on a pensé à l'avenir autant qu'au présent, et la colonie devient non seulement une école antituberculeuse, mais une école professionnelle pouvant contribuer, dans une large mesure, au retour de l'homme vers la vie rurale.

« Mesdames, Messieurs.

« Il nous faut donner à cette expérience la plus grande publicité.

« Nous voudrions que le grand public connût ce que l'administration de la guerre, sur l'initiative de la direction du Service de Santé, a réalisé à Tonnay-Charente, avec le concours d'une association privée, où se groupent tant de femmes françaises de haut esprit et de grand cœur.

« Il faut, nous l'avons dit, que des créations semblables se multiplient dans l'armée tout d'abord, par la bonne volonté répétée de l'Union des Femmes de France, par le concours de toutes les Sociétés françaises de la Croix-Rouge.

« Il faut aussi que, hors de l'armée, la leçon donnée ici soit entendue et soit comprise. Dans l'organisation des dispensaires comme dans celles des maisons de traitement ou des sanatoriums, dans tous les milieux, sur tous les terrains, l'union des forces de l'Etat et des libres initiatives est nécessaire pour l'organisation du combat. Et l'ingénieuse idée qui donne au système de Tonnay-Charente sa valeur thérapeutique et sociale, l'idée qui associe à la cure du repos celle du travail des champs et des jardins doit être prise partout où les conditions données en permettent la mise en pratique.

« Que de fois, depuis des années, nous avons dit et répété à notre pays, de toute la force de notre voix, de toute la puissance de notre cœur : il n'y a pas de tâche plus pressante que la défense de la santé, de la vie des nôtres, menacés par l'épouvantable fléau. Il y a une guerre sacrée à laquelle tous, à toute heure, nous devons le service : c'est la guerre qui ne tue pas, mais qui fait vivre, la guerre pour la vie, la guerre contre la mort.

« C'est notre armée elle-même qui s'enrôle aujourd'hui tout entière pour ce combat pacifique. Grâces soient rendues à ceux auxquels est dû ce grand acte de défense nationale. La patrie leur en doit être reconnaissante. »

Après ces discours, tous chaleureusement applaudis, l'auditoire divisé en plusieurs groupes procède, sous la conduite du Dr Bouloumié, du Directeur et des chefs de service qui fournissent tous renseignements et explications désirés, à la visite des installations intérieures et extérieures de la colonie, et se rend compte ainsi du bien fondé des espérances formulées par les orateurs sur les résultats à en attendre.

Le service médical est assuré à tour de rôle par les trois médecins de la localité, MM. les docteurs Descubes, Gaiffe et Oré, secondés par des infirmières diplômées de l'U. F. F. : chacun des médecins remplit tour à tour les fonctions administratives du médecin en chef, et répond éventuellement à l'appel qui peut lui être adressé en cas d'accident en dehors des heures de la visite et de la contre-visite, si les médecins traitants, au nombre de deux en exercice, sont absents.

A côté d'eux est, comme surveillant officiel de la colonie et des malades, le médecin major Damon, qui, lui aussi, s'acquitte de sa délicate mission avec une compétence et un dévouement appréciés de tous. Son tact et l'intérêt qu'il porte à la colonie, font accepter son intervention comme un précieux concours par ses confrères et par le personnel administratif de l'établissement.

A côté des noms des médecins qui ont les premiers assuré le service médical de la colonie à ses débuts, méritent d'être rappelés aussi ceux de M. de Régis, qui, en l'absence de médecin chef résident, remplissait à ce moment les fonctions de directeur, normalement attribuées à celui-ci, et de Mmes Beauregard, Gaillet, Doucin et Assaky, infirmières-major, et Mlles Lapère, Givelet et Martin, infirmières de l'U. F. F., qui ont organisé et assuré les services intérieurs : des malades à la visite et à la contre-visite, de la dépense, de la lingerie, etc., etc. Nous devons donner aussi un souvenir reconnaissant à la mémoire de notre jardinier-chef et moniteur de culture Godet, mort depuis au champ d'honneur.

Au cours de la guerre, M. de Régis rappelé au service, M. Goquet, le mari de la présidente du comité local, ancien maire de Tonnay-Charente, a bien voulu assumer la charge de la direction dans un moment difficile, alors qu'une partie de nos salles étant tranformée en annexe de notre hôpital auxiliaire, la gestion devenait plus compliquée qu'en temps normal, et s'est acquitté de ses fonctions avec un zèle, une connaissance des ressources locales et une compétence administrative qui ont abouti à de sérieuses améliorations. Malgré une santé très ébranlée, il a bien voulu les conserver jusqu'au moment où la direction a pu être assurée par un directeur intérimaire d'abord (M. Zuccani), puis par un médecin-chef directeur (Dr Davrinche). L'U. F. F. lui en est profondément reconnaissante.

Pendant cette même période, le service médical des hospitalisés en imminence de tuberculose était assuré avec le plus grand soin et le plus absolu dévouement, par M. le médecin major Marianelli, de la garnison de Rochefort et de Tonnay-Charente, qui, malgré son âge avancé, leur a constamment donné les soins les plus assidus, celui de l'hôpital auxiliaire restant à la charge de son chirurgien, le Dr Gaiffe.

La colonie, rentrée en possession de la totalité de ses locaux en octobre 1915, les dortoirs et la grande salle de réunion, provisoirement occupés par les blessés, sont rendus à leur destination, et le nombre des hospitalisés tuberculeux peut être ramené de 25 à 30. Les Drs Marianelli et Davrinche, continuent à en assurer le service jusqu'aux premiers mois de 1916, époque à laquelle M. le Dr Davrinche entre en fonctions.

Le nombre des hospitalisés reste malheureusement bien souvent alors et depuis au-dessous de ce chiffre, soit parce qu'au cours de la guerre on se décide difficilement à renvoyer du rang pour longtemps des hommes qui peuvent n'être que des fatigués, soit parce que d'autres préoccupations appellent plus impérieusement l'attention, soit en raison des lenteurs décourageantes dans l'admission, maintes fois signalées comme la cause principale de cet état de choses, en indiquant la simplification de formalité qui pourrait abréger considérablement ces délais et qui consisterait à demander directement l'admission au Directeur du Service de Santé de la 18e Région, sous la dépendance et le contrôle duquel se trouve la colonie.

Actuellement encore, comme alors, les admissions à la colonie sont prononcées par le Service de Santé (7e Direction) sur proposition conforme aux dispositions ci-dessous :

...Les hommes en traitement dans les hôpitaux, qui seraient jugés en imminence de tuberculose, peuvent être évacués sur notre colonie militaire sanitaire agricole de Tonnay-Charente, étant bien entendu qu'ils soient non contagieux et susceptibles de bénéficier de la cure d'aération, repos et travail combinés, qui y est pratiquée.

Un certificat de visite, par le médecin traitant, et de contre-visite, par le médecin en chef, est établi au nom de l'homme avec diagnostic précis indiquant les maladies antérieures avant déterminé l'état actuel, non fébrile, et les traitements déjà appliqués.

Ce certificat, portant la mention : « *en exécution de l'instruction du 18 juin 1913, B. O. P. P., page 753* », joint à une demande d'évacuation sur Tonnay-Charente, est adressé par l'intermédiaire de M. le Délégué régional à M. le Directeur du Service de Santé pour être transmis au Ministère de la Guerre, 7e Direction, qui se réserve le droit d'accorder l'autorisation de la mutation et de la prescrire.

L'effectif des hospitalisés a été, depuis le 5 juillet 1913, date de l'ouverture de l'établissement, au 30 septembre de la même année, de 45 entrants, ayant donné lieu à 2.135 journées d'hospitalisation et, jusqu'au 2 août 1914, date de la mobilisation, de 125, ayant fourni, au total, 10.955 journées d'hospitalisation.

Le 2 août 1914, l'effectif des malades en traitement était de 40.

Dans un compte rendu inséré dans notre bulletin, numéro de décembre 1915, nous avions la satisfaction de pouvoir dire à leur endroit :

...Les malades ont, en très grande proportion, bénéficié de la cure de repos et travail combinés avec l'aération, l'insolation, l'alimentation substantielle, qui en constituent les éléments essentiels.

Les améliorations obtenues sont manifestes : la reprise du service armé par une importante proportion des hommes présents à la colonie (plus de 50 %), lors de l'ouverture des hostilités, en est d'ailleurs la plus éclatante confirmation.

« L'Union des Femmes de France » reprend donc en toute confiance la tâche entreprise pour cette catégorie de sujets, mais elle entend ne pas s'y cantonner exclusivement et veut étendre sa sollicitude aux tuberculeux mis en état de réforme No 2 et renvoyés dans leurs foyers, sans pension, allocation ou secours et sans que les soins spéciaux, dont ils ont besoin, leur soient assurés.

Pour réaliser ses aspirations à ce sujet, la Société a entamé avec la Direction de l'Hygiène et de l'Assistance Publiques, au Ministère de l'Intérieur, des pourparlers qui sont sur le point d'aboutir à une entente, pour la création de Sanatoriums, qui seraient gérés et desservis par des membres de l' « Union », spécialement instruites en vue de leurs nouvelles fonctions, grâce à un stage fait au sanatorium de Bligny, sous la direction de son savant directeur, le Docteur Guinard.

Depuis lors, les bons effets de la cure se sont confirmés, ainsi qu'en témoignent notamment les très intéressants rapports du médecin-chef, directeur actuel, le Dr Davrinche, à qui, au début de 1916, a été confiée la direction médicale et l'administration de la colonie. Ancien interne des hôpitaux de Ille, s'étant depuis longtemps intéressé tout spécialement à la tuberculose et aux questions multiples de nature, formes, traitement, prophylaxie de la maladie, des soins à donner aux malades et des précautions à imposer à ceux-ci et à leur entourage, il se trouvait d'autant plus désigné pour ces fonctions qu'il avait lui-même suivi pendant longtemps une cure sanatoriale et qu'il avait rempli ensuite des fonctions médicales dans ce sanatorium même où il a été soigné.

Et, tant que médecin-chef et directeur, nous sommes heureux de le dire ici, M. le Dr Davrinche a pleinement justifié nos espérances et nous pouvons affirmer que nos soldats ne sauraient être en de meilleures mains et trouver plus de sollicitude éclairée et compatissante qu'il ne leur en témoigne en toutes circonstances. Les résultats obtenus consignés dans les rapports suivants et les dires des hospitalisés en font foi.

Rapport sur le fonctionnement de la Colonie sanitaire agricole de Tonnay-Charente du mois d'Octobre 1915 au mois de Juillet 1918

par le Docteur DAVRINCHE

Sous l'influence des événements qui, au début de la guerre, imposaient comme préoccupation essentielle les soins réclamés par nos blessés, le fonctionnement de la Colonie sanitaire se trouva entièrement transformé par suite du rattachement de cet établissement, à titre d'annexe, à l'hôpital auxiliaire n° 107 de Tonnay-Charente.

La situation des 40 malades qui étaient hospitalisés au 2 août 1914 fut alors réglée dans un délai assez court, soit par l'envoi en convalescence, soit par le retour au Corps pour ceux dont l'état de santé était redevenu satisfaisant.

Dans le courant de 1915, l'attention générale ayant été sollicitée de la manière la plus pressante par le nombre considérable des cas de tuberculose révélés par la guerre, il apparut tout aussitôt que la colonie sanitaire, établissement antituberculeux d'avant-guerre, devait reprendre sa place dans la lutte qui s'organisait de toute part contre l'ennemi intérieur qui menaçait de décimer nos effectifs et d'affaiblir à tout jamais notre race.

C'est ainsi qu'au mois d'octobre 1915, la colonie sanitaire fut rendue à son affectation primitive et put, de nouveau, après une interruption de plus d'une année, continuer à poursuivre sa croisade antituberculeuse dans l'armée, pour laquelle elle avait été créée en 1913. Immédiatement, le Comité de Direction de l'Union des Femmes de France se préoccupa de remettre au point l'organisation intérieure de l'établissement.

Dès le début de 1916, la Direction médicale et administrative fut réunie entre les mains d'un médecin spécialisé dans la tuberculose et familiarisé avec les méthodes et avec la vie sanatoriales. En même temps, les ressources de la formation furent complétées et mises à jour, tant au point de vue thérapeutique qu'au point de vue prophylactique. Les malades furent pourvus tout à la fois de chaises-longues pour le repos sur les galeries de cure, et de confortables « camping out chairs » pour le repos sous bois. Ils purent ainsi mettre à profit les précieux avantages d'une fort belle futaie sous laquelle les cures sous bois se pratiquent, pendant l'été, de la façon la plus agréable et la plus satisfaisante.

Le service médical fut doté d'un matériel oto-rhino-laryngologique donnant désormais au médecin la possibilité de pratiquer, du côté des voies respiratoires supérieures, des investigations et des traitements reconnus depuis longtemps indispensables en phtisiothérapie.

Grâce à une instrumentation dentaire très complète, un dentiste militaire venant de Rochefort, chaque semaine, donner aux malades des soins tout spécialement indiqués dans une affection où la nécessité de relever l'état général par une nourriture substantielle et parfaitement assimilée, se trouve souvent contrariée par le mauvais état de la denture sur laquelle les déperditions minérales exagérées chez les tuberculeux exercent la plus fâcheuse influence.

L'installation d'un petit laboratoire très simple, mais suffisant en l'espèce, permet de pratiquer désormais sur place les différents examens indispensables pour éclairer la clinique.

En outre, le concours de la voiture radiologique de la 18e Région dispensa de l'envoi des malades à l'hôpital maritime de Rochefort, aux fins d'examen, et permit d'obtenir sur place les précieux compléments d'investigations qu'apporte la radioscopie dans le diagnostic de la tuberculose.

Enfin la conviction profonde, l'action efficace et salutaire exercée par la cure mixte de travail et de repos, telle que le Docteur Bouloumié l'a instituée à Tonnay-Charente en 1913, a conduit à une extension nouvelle de l'exploitation agricole de la Colonie sanitaire.

Le défrichement et le drainage d'une vaste prairie permirent de porter à 2 hectares 1/2 les surfaces cultivées et de pratiquer ainsi les cultures potagères les plus variées, tout en offrant une gamme très large pour le choix du travail à faire exécuter par les malades, suivant leur résistance physique individuelle. Le développement d'une basse-cour comprenant actuellement de nombreux porcs, lapins, volailles diverses est encore venu augmenter la variété des occupations auxquelles peuvent s'adonner les malades, suivant leurs aptitudes physiques et leurs goûts particuliers et de faire porter leur éducation sur les soins à donner aux animaux de basse-cour dont l'élevage constitue pour le petit propriétaire ou le fermier une somme appréciable de bénéfices.

De même l'installation de petits ateliers de menuiserie et de serrurerie a permis d'occuper à de menues réparations, pendant les journées de pluie, les malades qu'intéresse ce genre de travaux et qui, y étant entraînés par l'habitude, peuvent les exercer avec plaisir et sans fatigue pendant quelques heures.

Au point de vue prophylactique, la désinfection de la vaisselle et des crachoirs fut l'objet d'une mise au point réalisant la plus grande sécurité vis-à-vis des malades trouvés bacillaires à l'examen d'entrée, ainsi que de ceux qui, éventuellement, peuvent le devenir en cours de séjour.

Pour la vaisselle comme pour les crachoirs, on adopta la désinfection à l'autoclave, sous pression de 2 kilogs, comme étant tout à la fois la plus simple et la plus sûre. Il a été démontré, en effet, qu'avec les appareils à désinfection par l'eau carbonatée en ébullition, la stérilisation peut rester aléatoire du fait que, les assiettes et les plats étant habituellement disposés par piles, le liquide désinfectant ne pénètre pas toujours dans les interstices laissés entre eux, tandis que la vapeur d'eau sous pression pénètre partout, du moment que la purge d'air a été correctement faite.

L'adoption de pédales pour la manœuvre des robinets et chasses d'eau de la salle de désinfection des crachoirs a permis de réaliser en outre le maximum de précautions hygiéniques dans les différentes manipulations exigées par une opération où l'on conçoit que les risques de souillures peuvent être multiples.

Afin de pouvoir examiner maintenant et apprécier les résultats thérapeutiques obtenus sur les 265 malades qui, du 1er octobre 1915 au 1er juillet 1918, ont fourni à la Colonie sanitaire agricole 37.829 journées d'hospitalisation, nous grouperons ceux-ci en différentes catégories cliniques telles qu'elles nous sont pour ainsi dire imposées par le Service de Santé qui assure notre recrutement.

Les éléments de notre première catégorie comprendront tous les malades qui nous sont adressés indistinctement sous les rubriques de « prétuberculose » ou « d'imminence tuberculeuse », et qui englobent non seulement les malades ayant présenté récemment des signes incontestables d'imprégnation tuberculeuse : instabilité thermique, état sub-fébrile, asthénie, amaigrissement, le tout accompagné parfois d'hémoptysies importantes, et chez lesquelles on trouve habituellement des signes stéthoscopiques et radiologiques positifs ; mais aussi la catégorie des « suspects », qui ont fait récemment l'objet d'articles retentissants de Rist, de Sergent, de Laubry et Marre, etc...

1re catégorie : Malades dits « *prétuberculeux* » ou « *en imminence de tuberculose* ». Sur 139 malades de cette 1re catégorie, 7 sont restés stationnaires, 2 se sont aggravés par suite de complications, entéritiques pour l'un, hépatiques pour l'autre, pendant que les 130 autres se sont manifestement améliorés, tant au point de vue du poids qu'au point de vue de stabilisation thermique et de la résistance physique.

Il nous a été difficile de suivre ultérieurement le « curriculum belli » de tous ces malades, sortis améliorés ou même totalement exempts de signes pathologiques qui avaient motivé leurs hospitalisations antérieures.

Tout ce que nous pouvons dire à leur sujet, c'est que, selon nous, 62 d'entre eux étaient susceptibles d'être versés dans le service auxiliaire, tandis que les 69 autres restaient aptes au service armé, cette décision pouvait être avantageusement atténuée pour quelques-uns par un changement d'arme.

2e catégorie : « *Tuberculeux avérés* ». Dans une 2e catégorie, nous classerons les malades atteints de tuberculose pulmonaire confirmée, avec signes stétacoustiques et radiologiques plus ou moins importants, mais chez lesquels on ne constate plus ni symptômes évolutifs, ni bacilles de Koch dans les expectorations.

Cette catégorie, qui retient 46 malades, n'a fourni aucune aggravation et seulement 4 résultats stationnaires.

Les 36 autres ont été sensiblement améliorés, les uns au point de vue du poids et de la résistance physique seulement, les autres tout à la fois au point de vue général et au point de vue local.

21 d'entre eux ont été réformés temporairement ou définiti-

vement, 9 autres ont été versés ou maintenus dans le service auxiliaire, 6 sont encore en cours de traitement.

Nous ignorons enfin la décision intervenue ultérieurement au sujet des 6 autres sujets de cette catégorie.

Dans la 3e catégorie : « *bacillaires avérés* », nous réunirons :

1° Les malades qui ont été trouvés bacillaires aussitôt après leur entrée, bien que les examens pratiqués avant l'admission aient donné un résultat négatif ;

2° Ceux chez lesquels des examens répétés ont fini par révéler la présence du bacille de Koch ;

3° Enfin ceux qui, atteints de formes évolutives non douteuses, nous avaient été adressés par erreur. Ces malades, au nombre de 15, sont restés fort peu de temps à la Colonie, en raison de notre règle d'exclusion vis-à-vis des bacillaires cracheurs, exclusion que de récentes instructions ministérielles viennent, du reste, d'étendre à toutes les formations qui ne sont pas classées comme « Hôpitaux sanitaires ».

Dans une 4e catégorie, nous classerons les malades atteints de *bronchites à répétitions*, les *vieux catarrheux* ou *emphysémateux*, avec ou sans crises dyspnéiques.

Sur 26 malades de cette catégorie, 2 sont restés stationnaires. Tous les autres, soit 24, ont bénéficié d'améliorations évidentes, sans avoir été mis à l'abri, cependant, de poussées ultérieures rendant plus ou moins aléatoire leur utilisation au point de vue militaire.

Dans une 5e catégorie, nous rangerons les *sequelles pleuro-pulmonaires*, que laissent souvent après elles les *différentes formes de pleuro-tuberculose*.

Parmi les 22 malades de cette catégorie, nous avons dû en évacuer 3 sur l'hôpital maritime de Rochefort où ils sont morts très rapidement, l'un de généralisation bacillaire à toutes les séreuses, les 2 autres de propagation méningée.

Les 19 autres ont tous présenté des améliorations plus ou moins importantes, sinon au point de vue local, tout au moins du côté de l'état général et de la résistance physique.

Deux d'entre eux furent maintenus dans le service armé. 4 furent versés dans le service auxiliaire. 10 furent réformés et 3 autres sont encore en cours de traitement.

6e catégorie. Les *sequelles des pleurésies purulentes non tuber-*

culeuses formeront une 6e catégorie avec 2 malades qui furent tous deux maintenus dans le service armé.

7e catégorie. Dans une 7e catégorie, nous rangerons les *sequelles broncho pulmonaires*, par suite d'intoxication par les gaz. Nous y trouvons 2 malades qui ont conservé tous deux de la sclérose péribronchique et un certain degré d'emphysème pulmonaire.

8e catégorie. Enfin les *blessures thoraciques* par projectiles de guerre constituent une 8e catégorie avec : 6 blessures par balle, 1 par schrapnel et 6 par éclat d'obus.

Tous ces malades se trouvèrent améliorés et, bien que 6 d'entre eux aient dû être réformés, 3 purent être versés dans l'auxiliaire et 3 autres maintenus dans le service armé.

Examinons maintenant quelle fut la méthode de cure appliquée à ces malades dont nous venons de faire une revue générale assez rapide.

Pendant les huit premiers jours qui suivent leur entrée, les malades sont mis en observation : repos à la chaise, 5 heures ; promenade, 1 heure en deux fois ; prise de la température après le repos et la promenade ; examen des crachats et autres recherches cliniques.

Puis, quand le médecin s'est fait une idée exacte de la valeur physique et fonctionnelle du malade, il l'affecte à une catégorie de travail déterminé qui peut varier, comme durée, entre une heure et 4 heures par jour. Les circonstances actuelles ne nous ont pas permis de pousser plus loin l'entrainement, l'autorité militaire estimant que des malades devenus aptes à un travail un peu prolongé doivent être immédiatement récupérés.

Les travaux auxquels se livrent nos malades sont presque uniquement des travaux agricoles, culture potagère et élevage. Ils ne sont institués que sur les indications du médecin et sont l'objet de sa part d'un contrôle effectif. Jamais ils ne sont imposés à titre de corvée, ils sont considérés, au contraire, comme un véritable agent du traitement et dénommés en conséquence « cures de travail ».

Aucun malade n'est autorisé à s'y soustraire, même si ses occupations antérieures ont quelque tendance à l'éloigner des travaux manuels.

Du reste, l'influence de l'ambiance, la surveillance médicale assidue, arrivent, en général, à plier les plus réfractaires à cette thérapeutique formelle.

De plus, les cures de travail sont entrecoupées de cures de repos à la chaise longue, réglées, elles aussi, avec la méthode la plus rigoureuse et grâce auxquelles l'entraînement au travail se fait régulièrement et presque toujours sans incident.

La durée du repos nocturne n'est jamais inférieure à 10 heures, avec aération maximum permanente.

La nourriture enfin, sans tomber dans les excès de la suralimentation, est non seulement abondante et substantielle, mais préparée avec le plus grand soin. Elle est, du reste, partagée sans aucune modification ni addition, par tout le personnel et par le médecin lui-même, qui préside tous les repas, ce qui crée pour les malades un milieu quelque peu familial dans lequel ils trouvent un très grand réconfort moral.

Les diverses catégories de malades que nous avons passées en revue indiquent suffisamment quels sont ceux qui sont justiciables de la cure mixte de repos associée au travail gradué, telle qu'elle est appliquée à Tonnay-Charente.

Il serait souhaitable, selon nous, qu'une place plus large soit accordée par l'autorité militaire aux tuberculeux devenus non évolutifs et non bacillaires, bien que toujours porteurs de lésions plus ou moins importantes.

Trop souvent, en effet, ces malades abandonnés à leur inexpérience ou à la misère physiologique qui les guette dès leur retour à une existence mal adaptée à leur fragilité physique, ces malades, disons-nous, sont appelés à voir leurs lésions évoluer de nouveau, alors qu'une cure méthodique dans une Colonie agricole aurait consolidé leur amélioration tout en les entraînant progressivement à un travail hygiénique susceptible, après leur retour au foyer, d'assurer leur existence et de contribuer, au même titre que celui des mutilés de la guerre, à la rénovation économique dont le besoin se fait chaque jour plus pressant pour notre Pays.

Dr DAVRINCHE.

Tonnay-Charente, 10 juillet 1918.

A ses qualités médicales, M. le Dr Davrinche joint des aptitudes spéciales lui faisant porter avec succès un grand mérite aux questions agricoles, dont il apprécie la très réelle importance dans une institution où le travail agricole est un élément de cure en même temps qu'un enseignement des plus utiles au point de vue de l'avenir des malades.

Le rapport suivant, publié dans le bulletin de l'U. F. F. en octobre 1917, en témoigne :

La Colonie sanitaire agricole de Tonnay-Charente considérée au point de vue de la lutte économique pendant la guerre

Par l'idée même qui a présidé à son organisation, la Colonie de Tonnay-Charente semblait répondre par avance aux instructions ministérielles qui viennent de donner aux « Potagers Militaires » l'essor considérable que l'on sait, et qui ont permis, en même temps que la mise en culture de terrains incultes, l'utilisation d'une main-d'œuvre presque entièrement perdue jusqu'alors.

Sur toute l'étendue du territoire, aussi bien dans la zône des armées que dans les dépôts et formations sanitaires de l'intérieur, l'élan fut général et magnifique. Partout, nos braves soldats, laissant momentanément le fusil ou la grenade pour la charrue ou la bêche, apportèrent vaillamment leur contribution à la lutte économique, dont la nécessité s'impose actuellement aussi impérieuse et inexorable que la terrible lutte du champ de bataille.

Pour se mettre à l'unisson, la Colonie de Tonnay-Charente n'avait besoin d'aucun effort d'adaptation. Utilisant son organisation existante, il lui suffisait de développer et d'étendre les branches de son activité, d'intensifier sa production dans la limite compatible avec la capacité physique des malades qu'elle hospitalise, pour obtenir des résultats qui, jusqu'ici, n'avaient pas encore été réalisés dans notre établissement.

Les surfaces cultivées furent augmentées d'un demi-hectare environ par le défrichement et l'amendement d'une prairie quasi improductive.

Les ensemencements furent effectués, non seulement en vue

du meilleur rendement, mais aussi en vue de l'utilisation maximum pour les besoins mêmes de la Colonie.

Le but visé fut si bien atteint qu'au cours de cette année, *la producution légumière sera plus que suffisante pour assurer l'alimentation des 50 hospitalisés que comporte l'établissement, et de son personnel.*

Il est facile d'en juger, du reste, par les quelques chiffres suivants qui donneront, mieux que de longs développements, une notion précise des résultats acquis.

Pendant l'année courante, il a été récolté :

16.000 kilos de pommes de terre ;
543 » de haricots secs ;
500 » de haricots verts ;
314 » de petits pois ;
418 » de tomates ;
279 » d'asperges ;
389 choux ;
253 melons.

Enfin, des carottes, des choux-fleurs, des artichauts, des aubergines, de la salade, des oignons, des fèves, des potirons, des navets, etc., en quantité très importante, et qui ont permis d'offrir aux malades des plats aussi variés qu'agréables et abondants.

Les fruits : poires, pommes, pêches, cerises, fraises, groseilles, ont fourni, en outre, les éléments de fort nombreux desserts, très appréciés des hospitalisés.

Des soins tout particuliers ont été apportés, en même temps, à l'élevage des animaux de basse-cour.

Du 1er janvier au 30 septembre 1917, 55 poules ont produit 5.314 œufs, représentant, au cours local, une valeur de 987 fr.

Il a été élevé pendant la même période :

85 poulets, d'une valeur de 425 francs ;
127 canards, — 635 »
5 dindes, — 100 »
65 lapins, — 325 »

De plus, 4 porcs ont fourni :

525 kilos de viande nette, valant 1.689 francs.

La porcherie de la Colonie possède, en outre, actuellement 6 porcs, pesant ensemble plus de 500 kilos et valant environ 2.000 francs.

Ces résultats, fort intéressants déjà au point de vue budgétaire, et, déduction faite des frais inhérents à toute exploitation agricole, laisseront, en fin d'exercice, un bénéfice très appréciable. Ils ne sont pas moins à retenir au point de vue de leurs intérêts dans la lutte économique que notre pays, comme toutes les nations belligérantes, est obligé de mener de pair avec l'action militaire.

Il donne, en effet, l'exemple d'une formation sanitaire arrivant, avec le concours de ses hospitalisés, chez lesquels le travail, élément de cure, est dosé comme le repos, à assurer la consommation totale en légumes les plus divers, en même temps qu'à produire une quantité importante d'œufs et d'animaux de basse-cour qui permettent d'apporter, dans la composition des menus, une variété des plus utiles pour aider au relèvement d'organismes déprimés par les rudes épreuves d'une longue guerre.

Quand on songe, en outre, que, au point de vue thérapeutique, un grand nombre de malades et blessés sont susceptibles de bénéficier du travail manuel, et surtout du travail agricole, on se rend compte de l'intérêt patriotique que peut présenter l'adjonction de « Potagers Militaires » aux formations sanitaires.

Dr DAVRINCHE.

C'est l'agrandissement de cet établissement que nous projetons en ce moment par adjonction d'un pavillon annexe pour la même catégorie de malades et d'une propriété attenante pour les malades sortants, améliorés mais non guéris, des stations sanitaires et pour tous autres tuberculeux avérés mais curables, sauf à renverser ultérieurement cette distinction suivant la proportion à soigner de malades de chacune de ces catégories pour laisser le plus important des deux établissements à celle qui se montrera la plus nombreuse.

Nous estimons, l'expérience nous y autorise, que séparés, bien que vivant dans le voisinage, ces deux catégories de malades n'auront pas à souffrir de celui-ci et qu'avec les mêmes services généraux et le même personnel dirigeant, médecin-directeur, administrateur, économe, etc..., nous pourrons, avec le minimum de frais, faire fonctionner dans de bonnes conditions les deux établissements.

Les projets, plans et devis en sont d'ores et déjà établis et approuvés en principe par nos conseils. Les difficultés d'approvisionnement en matériaux, la rareté et la cherté de la main-d'œuvre, entraînant l'exagération des prix de la construction en ce moment, en retardent momentanément l'exécution ; aussi, devant la nécessité d'hospitaliser ces malades, sommes-nous conduits à rechercher des moyens d'installation provisoire économiques pour y parer, nous attachant toutefois à n'engager quand même des dépenses que pour des constructions devant trouver plus tard, sur le lieu même, leur utilisation.

Nous prévoyons pour l'ensemble des achats et travaux à faire pour cet objet, dans le présent et l'avenir, une dépense de 250.000 à 260.000 francs environ.

STATION SANITAIRE DE MONBRAN

La station sanitaire de Monbran nous est attribuée en principe par M. le Directeur de l'Assistance et de l'Hygiène publiques, en avril 1916, mais elle est encore en ce moment, nous le savons, en plein travail d'installation, réfection des aménagements intérieurs, édification d'annexes diverses, ainsi que l'indique le rapport ci-dessous, fait au Comité de Direction aussitôt après notre première visite, précédant notre acceptation définitive.

CHATEAU DE MONBRAN — STATION SANITAIRE

RAPPORT DU 28 AVRIL 1916

Le domaine de Monbran est situé à 4 kilomètres d'Agen, sur une hauteur dominant de 80 mètres environ cette localité, la vallée de la Garonne et le vallon de Vérone.

Très belle vue, très étendue et très pittoresque dans toutes les directions, sur les deux vallées.

Accès facile mais par une côte, de pente moyenne, de 2.500 mètres environ, d'où, 35 à 40 minutes en voiture pour la montée, 20 à 25 minutes pour la descente.

Le climat local paraît être plutôt tonique, légèrement excitant, à l'inverse de celui de Tonnay-Charente, plutôt sédatif.

Les vents régnant sont plutôt les vents du N.-O.

La propriété de Monbran est un ancien domaine épiscopal, devenu il y a longtemps le siège d'une école normale, abandonné depuis vingt ans environ.

La propriété rurale, de 3 hectares 1/2 à 4 hectares, entourant le château, complantée de vignes principalement et en céréales, est affermée.

Immédiatement autour du château, 3 hectares 1/2 à 4 hectares sont en partie occupés par des préaux et jardins, le reste est cultivé actuellement en céréales.

Château. — Très bel aspect, mais construction paraissant en très médiocre état d'entretien. Façade principale orientée au S.-E. Rez-de-chaussée et deux étages, 36 mètres de façade S.-E., 46 mètres de façade N.-O. qui comprend le pignon d'une aile en retour N.-O., à angle droit, de 21 mètres de long, avec porche, se terminant par une tour de 6 mètres de diamètre.

Largeur du bâtiment principal : 12 mètres ; — 6 fenêtres sur la façade principale ; — 7 fenêtres sur la façade postérieure ; — 2 fenêtres au pignon S.-O. et 4 sur chaque façade de retour.

Aile en retour, terminée par le tour : 5 mètres de largeur.

Rez-de-chaussée. — Grande cuisine voûtée et vastes salles, qui pourraient encore être aménagées et utilisées comme office, économat, bureau des entrées. Une entrée spéciale dessert directement la cuisine.

Au milieu est l'entrée principale, en face de laquelle est la cage d'escalier ; à gauche, une vaste pièce qui sera le réfectoire. Un peu plus loin et par entrée spéciale : cave et resserre de provisions en demi sous-sol voûté.

Remise ou garage d'auto et resserre.

En arrière : Bâtiment annexe en construction, destiné à contenir : salle de machines-salle des accumulateurs-salle de désinfection prévue pour objets mobiliers, linge, vêtements, etc. (Il y aura lieu d'installer aussi les appareils à désinfection de la vaisselle et à désinfection des crachoirs et d'établir des cabinets extérieurs (les uns et les autres prévus).

Dans l'aile en retour sont prévus les bains et douches.

La communication n'étant possible à couvert que par la cuisine, et la pièce choisie pour ces installations étant peu éclairée, non ensoleillée, peu aérée, cette dernière ne saurait être maintenue avec cette destination que comme pis-aller.

Il serait grandement préférable de les reporter ailleurs.

Pavillon annexe. — Rattaché à la tour et reprenant l'orientation du château, pavillon d'administration contenant deux grandes pièces au rez-de-chaussée, dont une grande, pouvant servir de salles de réunion pour les hommes et quatre chambres à l'étage qui pourront être affectées, soit à l'administrateur, soit aux infirmières.

Appentis entre les deux : une pièce peu éclairée, pouvant se dégager par derrière, pourrait être divisée et employée comme salle des Morts (non prévue) et comme resserre.

Au 1er étage du château : Deux salles de malades : l'une de 16 mètres de long sur 10 mètres de large, prévue pour 14 lits ; l'autre de 8 mètres sur 11, prévue pour 8 lits.

Vestiaire, cage d'escaliers, cabinets, logement du médecin, deux grandes pièces (dans l'une grand placard pour resserre de médicaments). Lavabos et vestiaire ; — trois pièces pour 2 lits chacune, soit 6 lits ; — chambre de gardien ou surveillant dans la tour (donnant accès au réservoir d'eau et autres services).

2e étage. — Grande pièce de 24 lits, insuffisamment aérée et éclairée (ouverture demandée d'une grande baie, à l'extrémité ouest du grand axe).

Deux chambres d'isolement de 1 et 2 lits = 3 lits ;

Plus deux autres salles de 3 lits chacune, soit 6 lits ;

Plus deux autres salles de 1 lit, soit 2 lits.

Soit, au total, 63 lits prévus dans les conditions actuelles, mais qui pourront être portés à 75 ou 80, en aménageant les grandes baies d'éclairage et d'aération demandées.

Les terres, assez meubles, paraissant convenir par leur qualité, leur exposition et la possibilité d'irrigation, pour les cultures maraîchères.

Il y aurait lieu de réserver au sanatorium, pour cet usage, la totalité de la propriété et, tout au moins provisoirement, jusqu'à l'expiration du bail en cours, la partie allant de la gauche de l'avenue d'accès au château, les terres dans son prolongement, jusqu'au mur de clôture qui, là, forme le mur mitoyen du cimetière et, dès lors, avec cela, le préau planté de plusieurs rangées de tilleuls, à droite et à gauche de l'avenue jusqu'à la haie de cyprès le séparant du vignoble. Il est indispensable aussi de réserver de larges espaces tout autour du château.

En arrière, il y aurait lieu de s'assurer la jouissance de la grande allée plantée d'ormeaux, jusqu'à la baraque avoisinant la pièce d'eau, et de clôturer les parties réservées par un treillage, jusqu'au moment où on pourra disposer de la totalité de la propriété.

Eau prise à 800 mètres du château environ et à 75 mètres en contre-bas, à la source dite source de Vérone.

Cette eau, déclarée très bonne par le bureau d'hygiène, après analyses chimique et bactériologique, paraît à surveiller quand même ; aussi, par précaution, a-t-il été conseillé d'adopter aux installations un dispositif permettant à l'occasion l'adjonction d'eau de Javel.

L'aspiration en est faite par un groupe électrogène installé au château et produisant force motrice et éclairage.

La quantité d'eau prévue comme disponible par ce moyen et pouvant être élevée par le dispositif ci-dessus est de 10 mètres cubes en cinq heures (la source donne plus de 6 mètres cubes à l'heure et la machine n'en prend que deux) ; on pourrait donc, d'après les évaluations officielles, puiser continuellement cette quantité, c'est-à-dire pendant les vingt-quatre heures au besoin, au lieu des cinq prévues.

Un vaste réservoir, placé dans la tour, à 80 mètres environ au-dessus du bassin d'aspiration, permettra la distribution de l'eau dans l'immeuble.

Il y aura lieu néanmoins d'utiliser, tout au moins pour l'arrosage, les citernes existantes réparées, où on enverrait l'eau de toiture, et d'en installer une au-dessus de l'ancienne chapelle dont les murs et la voûte, particulièrement épais, peuvent certainement la supporter. De là, l'eau irriguerait sans frais toutes les parties de la propriété mises en culture.

Les fosses prévues sont des fosses Mouras, avec épandage du

liquide seulement dans la partie en pente, au nord de la propriété ; mais, telles qu'elles le sont, elles sont insuffisantes pour une agglomération comme celle qui est à envisager et l'épandage paraît être fait sur un point trop rapproché de l'habitation et sur une surface insuffisante.

L'évacuation des eaux ménagères est prévue dans un puits perdu, en contre-bas au nord, sans contact possible avec l'eau de boisson et autre.

En dehors de ce qui est indiqué au cours du rapport, il y a à créer, dès à présent, une galerie de cure, sur l'emplacement choisi, de 35 à 40 mètres de long au minimum, au lieu de celle qui a été prévue et qui serait d'emblée absolument insuffisante.

Il y a aussi à organiser le chauffage central à eau chaude, à substituer aux grands poêles prévus.

Il est indispensable de procéder aux réparations, non prévues, des passages et couloirs, et de refaire leur sol, en xylolithe de préférence.

Des dépenses élevées sont à prévoir, en raison de la situation de la station et des installations d'eau et d'éclairage en cours d'exécution.

L'entretien et le fonctionnement du groupe électrogène feront assurément ressortir l'eau et la lumière à un prix très élevé relativement, dont il y aura lieu de tenir compte.

Une voiture, un chariot, deux chevaux ou un cheval et une mule, seront indispensables, tant pour le service de l'approvisionnement que pour les cultures. Un camion automobile léger serait plus commode, mais plus coûteux, ne pouvant dispenser d'avoir au moins un cheval ou un mulet pour la culture.

Il y a encore beaucoup à faire pour que la propriété soit aménagée en station sanitaire telle que nous la comprenons, et prête à recevoir des malades ; mais les travaux réclamés exécutés, elle constituera un magnifique établissement de cure, présentant les meilleures conditions de situation et d'hygiène qu'on puisse désirer.

Il y a donc lieu d'accepter la charge du fonctionnement de cette station qui nous est offerte et de s'entendre définitivement avec M. Brisac pour en accepter les conditions.

Dr P. BOULOUMIÉ.

Paris, 28 avril 1916.

Ces conclusions sont adoptées.

M. Brisac, très désireux de voir la station de Monbran en

état de recevoir rapidement des malades, et approuvant l'ensemble de nos observations et demandes, donne les ordres nécessaires pour faire activer les travaux en cours et étudier les modifications réclamées, en insistant pour la prompte exécution de tout ce qui est indispensable à une ouverture prochaine, tout au moins partielle.

Pour des raisons diverses, la plupart imputables à la gêne apportée en toutes choses par la guerre, les travaux n'avancent pas, malgré les interventions actives de M. le Préfet du Lot-et-Garonne, M. Dupré, qui a pourtant à cœur de les mener à bien le plus tôt possible.

D'accord avec M. le Directeur de l'Assistance Publique et de M. le Préfet du Département, nous détachons, pour surveiller et activer les travaux, M. Zuccani, ex-directeur intérimaire de Tonnay-Charente, devenu administrateur depuis le moment où la direction en a été confiée à M. le médecin-chef Dr Davrinche. M. le Préfet le nomme peu après « contrôleur des travaux », fonctions qu'il remplit exclusivement jusqu'au moment où un médecin-chef étant nommé, il est placé sous ses ordres au titre d'administrateur.

Pendant cette période, les pourparlers engagés avec le Directeur de l'Assistance et de l'Hygiène publiques ayant abouti à un accord, la convention suivante est signée. Elle est complétée sur certains points par des conventions annexes établies par échange de lettres.

Le quinze Septembre mil neuf cent dix-sept :

Entre Monsieur le Ministre de l'Intérieur,
d'une part ;

Et l'Union des Femmes de France, dont le siège est à Paris, 16, rue de Thann, représentée par Madame Pérouse, Présidente générale, et par Monsieur Marcel Trélat, trésorier,
d'autre part ;

Il a été convenu ce qui suit :

1° L'Union des Femmes de France assurera, dans les conditions ci-après, l'administration de la Station Sanitaire établie à Monbran (Lot-et-Garonne) ;

2° Cet établissement recevra et hospitalisera ainsi un minimum de soixante-quinze malades, mais ce nombre pourra être augmenté par suite d'un nouvel accord entre les deux parties contractantes ;

3° Les anciens militaires ou marins réformés seront hospitalisés et soignés dans ladite Station Sanitaire de Monbran, moyennant un prix de journée de trois francs soixante-quinze centimes. Ce prix de journée indemnisera l'Union des Femmes de France de toutes ses dépenses : logement, nourriture, personnel, chauffage, éclairage, fourniture des vêtements et de linge de corps, serviettes et torchons, blanchissage et raccommodage, soins médicaux et pharmaceutiques, etc..., et sera toujours revisable de mois en mois, à la demande de l'un ou de l'autre des contractants.

Le déficit résultant de l'insuffisance du prix de journée jusqu'à révision restera à la charge de l'Union des Femmes de France. L'Etat prendra à sa charge, le cas échéant, l'excédent des dépenses qui pourrait résulter de l'augmentation du prix du charbon au-dessus de cent soixante-sept francs la tonne pour l'anthracite, de quarante-quatre francs la tonne pour le charbon à machines, et de quarante-deux francs la tonne pour le charbon de cuisine ; il contribuera en outre, moyennant le paiement d'une somme forfaitaire de deux cents francs par mois, non comprise dans le prix de la journée fixé ci-dessus à trois francs soixante-quinze centimes, au traitement du mécanicien et de l'électricien employés à la Station.

Il sera pourvu au Service Médical pendant la durée de la guerre, à défaut de médecin local, par un médecin militaire ou militarisé qui sera demandé à l'autorité militaire ;

4° Les sommes dues à l'œuvre seront mandatées, savoir : après l'expiration de chaque mois sur la production d'un mémoire détaillé, en double copie, dont un sur timbre pour les réformés ; après l'expiration de chaque trimestre, sur production des deux mémoires récapitulatifs (modèles 8 et 9 du Ministère de la Guerre) pour les militaires en instance de réforme : le paiement, en ce cas, sera effectué par les soins du Directeur du

Service de Santé de la Région, jusqu'à concurrence de trois francs, le surplus étant remboursé par le Ministère de l'Intérieur.

Les frais d'inhumation seront supportés par les familles quand elles réclameront le corps. Dans le cas contraire, l'inhumation aura lieu au cimetière de la commune et sera payée par le Ministère de l'Intérieur ou le Ministère de la Guerre, selon qu'il s'agira de militaires réformés ou en instance de réforme ;

5° Le jour de l'entrée des malades et de leur sortie, quelle qu'en soit la cause : guérison, décès, sortie volontaire ou décidée d'office, seront considérées comme des journées d'hospitalisation ordinaires et donneront lieu à paiement du prix de journée à trois francs soixante-quinze centimes ;

6° L'admission des malades sera prononcée par le Ministre de l'Intérieur ;

7° L'Union des Femmes de France s'engage à laisser l'Administration surveiller et inspecter les pensionnaires, leur mobilier, leur régime, leur vêture et leur logement, notamment à représenter les pensionnaires, toutes les fois qu'elle en sera requise, prévenir immédiatement le Préfet en cas de décès ou de départ.

Elle s'engage, en outre, à n'exiger des pensionnaires aucun travail à son profit, à l'exception de certains travaux jugés utiles au traitement et à l'instruction des malades (culture maraichère, balayage humide des salles, nettoyages antiseptiques de la vaisselle et autres objets prescrits ou autorisés par le médecin traitant), à ne recevoir d'eux aucune rémunération ni aucun présent, à respecter leur liberté dans la mesure compatible avec la discipline, notamment à n'exercer sur eux aucune pression d'ordre politique ou religieux, à ne point les empêcher de travailler s'ils désirent le faire, étant entendu que le travail aura été autorisé par le médecin et, dans ce cas, à leur laisser la libre disposition du fruit de leur travail ;

8° Les dispositions concernant la discipline à laquelle seront astreints les malades feront l'objet d'un règlement intérieur élaboré par l'Union des Femmes de France et soumis à l'approbation de Monsieur le Ministre de l'Intérieur ;

9° Des régimes spéciaux seront prescrits par le médecin traitant chaque fois que l'état du malade l'exigera, mais pour les malades ne se trouvant pas dans cette catégorie, le régime alimentaire sera le suivant :

A 7 heures du matin : café au lait et pain.
A 11 heures du matin : une soupe ;
un plat de viande ou poisson ;
un plat de légumes ;
pain ;
un dessert.
Et à 6 heures du soir : une soupe ;
un plat de viande ou poisson ;
un plat de légumes ;
pain ;
un dessert ;
un quart de vin rouge.

Chaque journée de la semaine comportera un menu différent et les menus varieront ainsi d'une semaine à l'autre ;

10° Le Ministère de l'Intérieur aura droit d'exiger le remplacement des infirmières reconnues insuffisamment aptes au traitement des malades atteints de tuberculose ;

11° Un état des lieux et un inventaire du mobilier seront dressés avant l'ouverture de la Station. L'Union des Femmes de France fait toutes réserves au sujet des dégradations que l'exploitation normale de l'exploitation pourra faire subir à l'immeuble ou au mobilier. Il lui est donné acte de ces réserves.

L'enregistrement du présent acte sera à la charge de l'Union des Femmes de France.

La présente convention aura son effet le cinquième jour qui suivra l'avis officiel que Monsieur le Ministre de l'Intérieur ou, par délégation, Monsieur le Préfet de Lot-et-Garonne adressera à l'Union d[illegible] Femmes de France.

Fait à Paris en double, pour ne valoir qu'un seul, les jour, mois et an que dessus.

Le Ministre de l'Intérieur.

Signé : STEEG.

Pr l'Union des Femmes de France :
La Présidente générale.

Signé : S. PÉROUSE.

Le Trésorier.

Signé : TRÉLAT.

Nous continuons, au cours de nos pourparlers en vue de la convention ci-dessus, avec l'administration civile, à nous préoccuper, avec le bienveillant concours de M. le Directeur du Service de Santé de la 17e Région (dont dépend Agen), de trouver un médecin spécialisé dans le traitement de la tuberculose, ou tout au moins s'y intéressant particulièrement, très au courant des questions, hygiéniques surtout, et possédant des aptitudes administratives suffisantes.

Nous engageons en même temps un certain nombre de nos infirmières à se préparer à leurs fonctions dans la station, par des études spéciales et un stage à Bligny, où le distingué médecin en chef, Dr Guinard, veut bien les surveiller, les diriger et les instruire.

Nous avons la bonne fortune de voir désigner M. le Dr Lucien Roques, ancien interne des hôpitaux de Paris homme de haute valeur morale et scientifique, préparé par des études et travaux antérieurs, à la mission qui lui est confiée, et présentant toutes les conditions requises pour la mener à bonne fin.

Le rapport ci-dessous, fait au Comité de direction à la suite de notre visite à Monbran, en octobre 1917, indiquant où en sont à cette époque l'installation et le fonctionnement de la colonie, en témoigne et souligne la lenteur regrettable dans l'achèvement des travaux devant permettre l'hospitalisation prévue de 75 à 80 malades :

RAPPORT DU 18 OCTOBRE 1917

SUR LA STATION SANITAIRE DE MONBRAN

Installations. — La plus grande partie des travaux d'installation des salles de malades et autres est terminée et l'exécution des travaux est satisfaisante. Cette installation, toutefois, est loin d'être terminée et il y a lieu, de plus, d'apporter encore quelques modifications et de procéder à quelques adjonctions apparaissant comme nécessaires.

BATIMENT PRINCIPAL. — A) Dans le bâtiment principal, la salle voûtée qui se trouve près de la cuisine, devant être utilisée comme dépense et comme lingerie, doit être pourvue d'un cloisonnement à claire-voie ou en grillage pour diviser ces deux services et permettre d'en laisser la responsabilité à la personne chargée de la direction de chacun d'eux.

Le radiateur existant chaufferait les deux pièces, comme la grande fenêtre actuelle les éclairerait.

Aux lavabos précédant le réfectoire, il y a lieu d'ajouter des tablettes, pour y disposer des verres devant servir au rinçage de la bouche avant et après les repas.

Au réfectoire, il est utile, dans l'intérêt de l'hygiène, d'établir au guichet dans le mur séparant cette pièce de celle dans laquelle doit se faire la désinfection de la vaisselle ; de cette façon, il n'y aurait aucun contact entre la vaisselle sale, la vaisselle propre et les mets arrivant de la cuisine ; en même temps, le service serait ainsi simplifié.

Aux bains-douches prévus, reportés, à notre demande, dans l'annexe nouvellement construite, il y a lieu de disposer les cloisonnements de manière à ce que soit réservé un déshabilloir garni d'un banc et de porte-manteaux qui trouverait place facilement dans les espaces dont on dispose.

Les W.-C. du 1er étage sont inachevés.

BATIMENTS ET SERVICES ANNEXES. — B) La *salle de réunion,* dont j'avais demandé l'agrandissement et pour laquelle j'avais déjà réclamé l'ouverture de nouvelles fenêtres destinées à l'ajourer, à l'aérer et à l'égayer, est manifestement insuffisante à tous égards telle qu'elle est actuellement ; aussi, les hommes ne peuvent-ils la fréquenter et le médecin se voit-il forcé, par les mauvais temps, d'autoriser un certain nombre d'entre eux à rester, soit dans une partie du réfectoire, soit sur un palier d'escalier, pour se livrer à quelques jeux. Cette salle doit être ajourée, aérée et agrandie, ainsi qu'il avait été demandé.

Il serait nécessaire d'édifier un *hangar* avec *écurie et remise.* L'emplacement qui paraît le plus indiqué est celui qui fait face à la Place de l'Eglise.

Le petit bâtiment servant actuellement d'écurie est éloigné des locaux habités. Dans ces conditions, étant situé au nord, il serait utilisé comme *porcherie.*

Il est indispensable aussi de créer une *salle mortuaire*, laquelle pourra facilement trouver place en arrière de la salle de réunion agrandie, hors des regards et sur le chemin de l'Eglise et du cimetière.

La *galerie de cure*, actuellement terminée comme construction, doit être pourvue d'une porte à son ouverture médiane et de cloisons de distance en distance pour éviter les courants d'air préjudiciables aux malades. Il y aurait lieu de compléter son installation par l'apposition de stores glissant sur des guides en gros fil de fer, pour éviter qu'ils ne soient déchirés ou entraînés par le vent.

Il serait bon, pour réserver aux malades le plus grand nombre des pièces du bâtiment principal, de faire surélever une partie du bâtiment annexe dit « Le Pigeonnier » qui, étant mise au niveau du pavillon d'administration, pourrait, desservie par l'escalier existant, fournir des logements d'infirmiers et autres logements pour le personnel, qui actuellement occupent des pièces devant l'être par des malades.

ECLAIRAGE. — Quelques modifications dans la disposition des appareils d'éclairage ont paru nécessaires pour diminuer la consommation d'électricité, en maintenant un éclairage suffisant dans les diverses pièces.

Il est entendu que ces modifications, signalées à M. l'Architecte départemental et qui ont eu son approbation, feront de sa part l'objet de plans et devis qu'il soumettra sans retard à l'Administration.

Les *salles de consultations*, de *laboratoire* et de *pharmacie* ne sont pas encore prêtes ; une fenêtre est encore à percer pour les éclairer.

MATÉRIEL. — Il manque des brosses à dents (100) ; des vestes d'hiver pour compléter le costume avec pantalons de velours déjà envoyés (au nombre de 40) et les tricots et caleçons dits « Sanitary » en nombre égal, il en faudrait encore autant.

L'envoi des objets autres que les vestes, dont le besoin est urgent, pourrait n'être fait qu'ultérieurement, alors qu'on saura exactement ce que pourra fournir l'hôpital 102, d'Agen, récemment fermé.

Il est urgent aussi d'envoyer des *chaussons*, les hommes se plaignant de froid aux pieds quand, rentrés au réfectoire ou dans une autre salle, ils quittent leurs sabots.

Il est à désirer que l'on puisse envoyer un certain nombre de *pèlerines de drap* ; des pèlerines imperméables seront faites sur place avec de la toile qu'on enduira d'huile de lin.

Des *crachoirs de poche* ont été demandés à la droguerie Laprée-Chausserie et promis, mais ils ne sont pas encore arrivés. Les crachoirs actuellement en usage, fournis par l'Administration, ne sont pas étanches, ont un couvercle déformable et, dès lors, laissent facilement les crachats se répandre dans la poche : ils ne seront pas utilisables, du moins sans réfection. Comme *crachoirs de chambre*, il semble qu'il y aurait lieu d'envisager un approvisionnement en crachoirs incinérables Lutèce, de Trouete-Perret et de les adopter si le prix n'en est pas trop élevé.

Les *mouchoirs* sont en nombre insuffisant pour servir aux usages courants et au titre de mouchoirs hygiéniques ; il serait bon que le mouchoir hygiénique, prescrit par les règlements pour mettre devant la bouche au moment de l'expectoration, pour s'essuyer la bouche après et pour recouvrir le crachoir de poche, soit d'une couleur différente du mouchoir de poche. Ils doivent être en nombre assez considérable, en raison de l'obligation de leur changement à peu près quotidien si le malade est cracheur.

LITERIE — Les matelas actuels sont insuffisants, étant trop peu épais pour protéger les malades contre le froid et la sensation des lames métalliques du sommier.

En raison du prix élevé de la laine en ce moment, je proposerais l'interposition, entre le sommier et le matelas, d'une paillasse garnie de paille de maïs, en usage dans le pays.

Dans l'intérêt de la conservation du mobilier, j'ai recommandé que la *chaise* et la *chaise-longue* attribuées à chaque homme soient marquées à son numéro.

MATÉRIEL SANITAIRE. — STÉRILISATION DES OBJETS A L'USAGE DES MALADES. — En dehors des crachoirs qui sont à reviser et à compléter, il y a lieu d'activer l'installation des moyens propres à assurer leur stérilisation. C'est actuellement une opération très difficile et très longue.

étant donné que les appareils spéciaux ne sont pas encore en place.

Au sujet des stérilisations, il me paraît indispensable de réduire par un détendeur, la tension de la vapeur qui ne saurait être utilisée sans danger à 7 kilog. dans le serpentin à barbotage, quoi qu'en ait dit le monteur.

L'installation de la buanderie n'est pas encore terminée ; les cuves en ciment pour rinçages ne sont pas encore faites ; il n'y a pas encore de séchoir.

Toute la partie mécanique est encore en période d'installation, plusieurs appareils ne sont pas encore en place et tout se fait provisoirement par des procédés de fortune, l'amenée de vapeur n'étant pas encore installée.

PARC ET CULTURES. — D'une manière générale, le parc paraît apte à la généralité des cultures maraîchères, intensives dans une partie, en plein vent dans tout le reste du domaine.

Il semble que l'on devrait procéder sans retard à la suppression de toutes les parties de vigne en mauvais état et ne donnant à peu près rien, ainsi qu'à la suppression des arbres fruitiers trop vieux, couverts de mousse et de lichen et à leur remplacement.

Il semble, en outre, qu'on devrait surtout s'attacher à produire dans la propriété les légumes et les fruits nécessaires à la consommation, plutôt que poursuivre la culture de la vigne, autrement que pour avoir du raisin de table en quantité suffisante.

Pour que d'emblée les meilleures dispositions soient prises en vue de l'utilisation des terrains, il a été entendu que M. le Professeur Départemental d'Agriculture serait prié de venir d'urgence, en raison de la proximité de l'époque des diverses plantations et cultures, dresser le plan de ce qu'il y a à faire immédiatement et à prévoir pour l'avenir.

Les abords de l'immeuble se ressentent encore beaucoup des travaux récemment exécutés et ont besoin d'être solidement empierrés puis sablés, toutes les allées devant être soigneusement disposées en dos d'âne.

EAUX. — La question de l'eau mérite d'être mise encore à l'étude à plusieurs points de vue. L'eau de la source de Véronne, actuellement employée et amenée par aspiration, est encore trouble parfois et dégage une odeur particulière. M. le Docteur Roques en fera très prochainement l'analyse au point de vue chimique et bactériologique ; il fera en même temps l'analyse des eaux qui, antérieurement, servaient à l'alimentation de l'établissement scolaire et qui suffisaient, par les nombreux puits existants, à l'alimentation en eau potable et autres usages domestiques d'un personnel de plus de 60 personnes et, avec les eaux de pluie recueillies dans les citernes, à l'arrosage des cultures. Il y aurait tout intérêt à faire visiter ces puits et à les remettre en état, car, si leurs eaux sont bonnes, ce qui est admissible à priori étant donné l'altitude relative de la propriété et l'absence de sources de contamination dans le voisinage, il serait très intéressant de pouvoir les utiliser, surtout dans le cas où les installations mécaniques viendraient à se déranger, ce qui est toujours à prévoir. De plus, leur élévation par un élévateur mû par le vent, ou tout autre, fournirait de l'eau à bien meilleur marché que par l'appareil mû par l'électricité, allant la puiser à grande distance et à grande profondeur. En outre, il y a lieu d'aménager sans retard dans le vaste quadrilatère formé de gros murs qui surmonte l'ancienne chapelle (aujourd'hui utilisée comme cave à charbon) et qui a été dégagé des gravats qu'il contenait, une *grande citerne*, où se concentreraient les eaux des toitures, excellentes pour l'arrosage, le rinçage du linge et facilement utilisables pour l'arrosage de toute la partie du jardin réservée aux cultures maraîchères.

TENUE ET FONCTIONNEMENT DE LA MAISON. — La tenue et le fonctionnement de la maison sont aussi satisfaisants que possible, étant donné l'état actuel des installations. La nourriture y est saine, abondante, bien préparée et bien présentée.

Les salles sont très bien tenues.

Les hommes, au nombre de 31, se montrent très satisfaits de leur séjour dans la Station et leur tenue ne laisse rien à désirer. Ils regrettent seulement de n'avoir pas de salle de réunion et ne se plaignent que de l'insuffisance de la literie, signalée plus haut, et de froid aux pieds quand ils quittent leur sabots, notamment pendant les repas. Trois malades sont actuellement alités, fébriles.

Le personnel médical, administratif et infirmier ne mérite que des éloges et ne demande qu'à s'employer plus activement et plus utilement dès que le nécessaire sera fait pour qu'on puisse donner aux malades tous les soins dont ils ont besoin et en recevoir un plus grand nombre.

Il me paraîtrait utile de mettre à la disposition de tous les malades sortant, une *notice* succinte et précise sur les précautions à prendre dans la famille pour éviter la contagion. En raison de l'intérêt qu'il y a à donner à tous les malades des stations sanitaires des instructions uniformes, si cette notice existe à la Direction de l'Assistance et de l'Hygiène publiques ou au Comité national, il y aurait lieu d'en faire un envoi à la Station Si elle n'existe pas, il conviendra de l'établir en accord avec ces institutions.

MAISON DES PARENTS. — Une question subsidiaire, mais assez importante, se pose. Etant donné l'éloignement de la ville et l'absence d'hôtels ou d'auberges à Monbran, les parents des malades venant les voir ne peuvent ni rentrer facilement à Agen ni se loger et se nourrir à Monbran.

Nous demandons à l'U. F. F. d'autoriser l'Administration de la Station à louer pour eux, s'il se peut, deux ou trois chambres dans le hameau ou tout à proximité et à délivrer contre un prix modique la nourriture indispensable et, dans ce cas, préparée ou non ?

C'est avec grand regret que nous ne pouvons consciencieusement, malgré le désir exprimé par M. le Directeur de l'Assistance publique, proposer l'admission d'un plus grand nombre de malades à Monbran que celui qui y est actuellement hébergé, mais cela nous paraît impossible pour les raisons suivantes :

Impossibilité d'assurer les mesures prophylactiques essentielles avant la complète installation des appareils, notamment :

Moyens de stérilisation des crachoirs, non installés. Crachoirs envoyés, non étanches, à reviser et à compléter.

Rien encore pour la stérilisation quotidienne des mouchoirs hygiéniques.

Installation encore très incomplète des appareils de buanderie mécanique et des cuves en ciment pour le rinçage du linge ; manque des séchoirs prévus. Et avec cela, impossibilité de laver sur place une quantité importante de linge et de trouver à faire laver en ville (la lessive actuelle a été laissée en souffrance sous menace d'abandon de sa clientèle, par la blanchisseuse qui avait accepté de s'en charger).

Literie à compléter par adjonction de paillasses, en raison du froid, et d'insuffisance de séparation avec les lames métalliques des sommiers.

Insuffisance absolue de la salle de réunion, à augmenter, à ajourer et à plafonner.

Insuffisance d'installation de la galerie de cure en cours d'exécution, ne permettant pas de recevoir dans de bonnes conditions plus des 30 malades qui y prennent place actuellement.

Inachèvement des W.-C. du premier étage.

Tous les travaux mécaniques restant à faire sont en cours d'exécution, mais, par défaut de main-d'œuvre et retards dans les envois de certains éléments, certains sont arrêtés ; celle des autres se poursuit très lentement.

P. BOULOUMIÉ.

Paris, le 18-10-1917.

Dans ces deux rapports est consigné l'état de la station de Montbrau en avril 1916 et en octobre 1917.

Depuis lors, les travaux d'aménagement ont été poursuivis et le nombre des malades pourra être porté à 80. Plus tard même, il pourra être augmenté de 20 environ par des modifications et adjonctions pouvant être exécutées sans frais exagérés aux bâtiments existants.

Les nouvelles reçues périodiquement de la Station témoignent de la bonne marche de l'établissement, de la satisfaction des malades et des bons effets de la cure et du climat.

Prix de journée. — Le nombre des hospitalisés, très faible au début, a entraîné des prix de journée très élevés : 11 fr. 41 pendant les six premiers mois ; puis, ce prix s'est abaissé progressivement à 9 fr. 55, 9 fr. 26, 9 fr. 06 et 8 fr. 75, au fur et à mesure que les hospitalisés étaient plus nombreux, la proportion des frais généraux ayant diminué. Nous espérons le voir s'abaisser aussi par le fait de la production de légumes et fruits et de l'élevage d'animaux de basse-cour sur la propriété et par le concours des hommes auxquels un léger travail peut être prescrit à titre de moyen de traitement et de distraction, comme à Tonnay-Charente.

Quoi qu'il en soit, l'administration de l'Assistance et de l'Hygiène Publiques, attribuant une indemnité par journée d'hospitalisation de 3 fr. 75, il est resté à la charge de la Société l'Union des Femmes de France, la différence entre cette somme et le montant des prix de journée indiqués ci-dessus, soit successivement : 5 fr. 80, 5 fr. 51, 5 fr. 31, 5 fr. Ce chiffre doit s'abaisser sensiblement ce mois-ci, étant donné que le nombre des malades, qui a été pendant les six premiers mois de fonctionnement de 6 à 40, a été notablement plus élevé : les travaux qui restaient à faire pour qu'il puisse en être ainsi, seront bientôt terminés, nous l'espérons.

Quoi qu'il en soit, l'Union des Femmes de France a à prévoir pour entretenir cette station et la faire fonctionner comme un véritable sanatorium, une dépense moyenne de 3 fr. à 3 fr. 50 par journée d'hospitalisation pendant assez longtemps encore, étant donné, d'une part, l'insuffisance de production de la propriété et, d'autre part, le prix élevé des denrées et objets de toutes sortes, s'ajoutant aux conditions économiques onéreuses de fonctionnement déjà signalées, soit pour 80 malades, 7.500 fr. par mois environ.

Il y a tout lieu d'espérer que plus tard cette dépense diminuera et qu'elle se rapprochera de celle de Tonnay-Charente, sans l'égaler cependant, les conditions d'exploitation étant plus favorables dans cette colonie qu'à la station, et la production agricole provenant des hospitalisés devant assurément être proportionnellement moindre dans celle-ci que dans celle-là, étant donné que les malades auxquels ce travail est prescrit comme moyen de cure et d'entrainement y sont en moindre proportion.

Un très intéressant rapport que nous a présenté tout récemment M. le Médecin-Inspecteur du cadre de réserve, Dr Ch. Viry, sur son inspection faite à Monbran, à la demande du comité de direction, nous montre qu'un certain nombre d'installations ou de modifications demandées sont encore à faire. Il témoigne des difficultés rencontrées en ce moment pour parachever l'œuvre entreprise et la mettre au point d'organisation que nous réclamons, pour faire de cette station la station-type de celles que nous souhaitons faire fonctionner en grand nombre.

Rapport de M. le Médecin-Inspecteur Ch. Viry, daté 4 Juin 1918, sur une visite à la station sanitaire de Monbran. le 25 Mai 1918. Extraits.

BATIMENTS. — Les tablettes pour les verres rince-bouche dans l'anti-chambre du réfectoire ne sont pas posée . Le guichet devant permettre de faire passer directeme..t la vaisselle sale du réfectoire à l'office, n'est pas établi.

Les *bains-douches* sont encore inutilisables. La tuyauterie principale seule est en place. Il est impossible, dès lors, de donner bains ou douches aux hospitalisés.

La salle de réunion est inachevée.

La salle mortuaire n'a pas été établie.

La galerie de cure est inachevée, les cloisons qui la compartimentent ne sont pas encore pourvues de vitres.

Rien encore n'a été fait des aménagements prévus du bâtiment dit « le pigeonnier ».

Les W.-C. sont achevés et fonctionnent bien, mais l'éloignement des eaux provenant des fosses est encore à l'état d'étude ; elles se déversent non loin du château et dégagent une mauvaise odeur, tenant sans doute au mauvais fonctionnement d'une fosse Mouras, peut-être mal installée, et à l'inexistence de moyens d'épuration.

D'accord avec l'architecte, les travaux nécessaires pour remédier à cet état de choses seront exécutés dès que les crédits nécessaires seront accordés.

Tous les autres travaux réclamés dans les bâtiments ont été exécutés.

MATÉRIEL. — Les *crachoirs* laissent à désirer, mais on ne peut en ce moment s'en procurer de meilleurs. Il serait utile et possible de mettre en service les crachoirs incinérables prévus, employés actuellement par le service de santé.

La désinfection des crachoirs actuels est assurée dans de bonnes conditions par la marche régulière de l'appareil à désinfection par la vapeur.

La buanderie est pourvue de tous les appareils et fonctionne bien.

EAU. — L'eau potable est abondante et parait de bonne qualité. Il y a lieu quand même d'en faire refaire l'analyse.

L'exploration des puits n'a pas été faite. Il est nécessaire qu'ils soient épurés, curés, remis en état et que l'eau qui y reviendra, après ces opérations, soit analysée pour pouvoir en déterminer l'emploi. Il semble à priori qu'elle ne sera pas utilisable pour la boisson, mais bien pour les besoins ménagers et l'arrosage.

Ce serait d'autant plus intéressant que l'eau amenée par le moteur électrique revient à un prix élevé.

Le bassin destiné à recueillir les eaux des toitures est construit, mais encore inutilisable sans travaux complémentaires à exécuter.

La Direction du Service de Santé de la XVIIe région, que j'ai entretenue de la question, est toute disposée à faire faire les prélèvements nécessaires, lorsqu'on fera appel à son concours, pour les analyses bactériologiques.

CULTURE. — Aucune amélioration profonde n'a été apportée dans la culture ; la vigne est restée en place, la prairie n'a pas été transformée pour la culture maraichère, et il est évident que de grands efforts doivent être faits pour l'aménagement rationnel des terrains, en vue des buts à atteindre.

Le Professeur départemental d'Agriculture n'est pas venu à Monbran, vraisemblablement parce qu'il n'y a pas été suffisamment incité. M. le Préfet de Lot-et-Garonne, auquel j'ai rendu visite, a bien voulu me promettre de l'engager à s'y rendre et à y donner ses conseils.

Il a été entendu avec M. le Préfet et avec l'architecte, que les plans et devis des travaux restant à exécuter seront envoyés sans retard au Ministère de l'Intérieur pour approbation.

Ils concernent notamment :

1° L'Etablissement de fosses septiques à situer à une quarantaine de mètres en dehors de la limite du domaine de Monbran, en dehors du terrain appartenant au département ;

2° L'achèvement de la salle de réunion ;

3° L'établissement d'une chambre mortuaire ;

4° Les autres améliorations de détail reconnues nécessaires.

Et c'est cet ordre d'urgence que j'ai indiqué pour la marche des travaux.

TENUE ET FONCTIONNEMENT. — D'une façon générale, la maison est bien tenue quant à la propreté.

La veille de ma visite, une trentaine de malades l'avaient quittée et il n'en restait que trente-quatre dont une dizaine alités momentanément.

Les dortoirs sont bien installés. Il serait bon de les pourvoir d'une dizaine au moins de paravents pour éviter les courants d'air sur les hommes couchés près des portes et isoler ceux qui sont obligés de garder le lit dans la journée.

A en juger par l'examen des menus, l'alimentation est convenable, saine et suffisante ; les aliments sont bien préparés. Il m'a été signalé toutefois, qu'à un moment donné, le régime a manqué de variété et que, parfois, l'alimentation a paru un peu insuffisante.

Les malades désiraient avoir du vin à chacun des deux repas, alors qu'ils ne touchent que 125 centilitres de vin, une fois par jour. Cette petite dose quotidienne est conforme à la convention avec le Ministère de l'Intérieur, mais il y aurait avantage, je crois, à augmenter cette ration journalière vraiment trop faible.

Les repas se prennent en commun : médecins, administrateur, infirmières, mangent au réfectoire, en même temps que les hospitalisés, et ont le même menu.

Il importe que cet excellent usage soit maintenu.

Il y aurait avantage à ce que, pour chaque jour, fussent établis deux menus, l'un relatif au grand régime, l'autre au petit régime.

Il faut de plus, pour éviter des complications de service, que les heures en dehors desquelles les prescriptions alimentaires faites à la visite ne peuvent plus être modifiées, soient fixées par le Médecin-Chef.

DISCIPLINE. — La discipline dans une station sanitaire ne saurait être entre d'autres mains que celle du Médecin-chef qui, nécessairement, règle les heures et la nature du travail des hospitalisés, et il importe qu'il soit secondé par l'Administrateur et les infirmières. Mais il est certain que le maintien du bon ordre et la pratique de l'obéissance présentent des difficultés spéciales dans un établissement qui reçoit à la fois des militaires et des civils. Ces derniers échappent aux règlements de l'armée qui, dès lors, seraient inapplicables aux premiers, et la seule sanction commune possible se trouve être l'expulsion des perturbateurs. A vrai dire, cette mesure est d'application délicate et ne saurait être utilisée souvent. Encore est-il nécessaire que, lorsque souffle un vent de révolte, la répression atteigne les *meneurs* qui existent toujours en pareille circonstance.

On a essayé de donner un droit de surveillance à un hospitalisé militaire gradé : obéi par les militaires, il a vu son autorité méconnue par les civils et il a fallu renoncer à ce rouage. Cependant, un intermédiaire serait nécessaire entre l'administrateur, qui a charge de faire exécuter les prescriptions d'ordres du Médecin-chef, et les hommes, un agent, chef de culture par exemple, qui exercerait son action aussi bien pendant le travail qu'à l'intérieur de la maison.

Il est suppléé en ce moment à l'absence de ce rouage par l'autorité effective de l'infirmière-major, Mlle Badel, qui, avec beaucoup de tact et d'habileté, grâce à son intervention et son zèle, continue à obtenir ce que ni le médecin ni l'administrateur actuels n'eussent, à eux seuls, pu réaliser.

J'estime que l'utilisation des hommes pour le travail cultural doit être surveillée avec la plus grande attention et assurée selon les indications et sous la surveillance technique du médecin.

Cette utilisation a un but thérapeutique, un but utilitaire pour la station, mais aussi et surtout un but éducatif. Il est établi que c'est vers les travaux des champs, compatibles avec leurs forces, parce qu'ils trouveront là l'air et l'exercice modérés utiles, qu'ils convient de diriger les tuberculeux curables ; la pratique et l'exemple de cette donnée dans une station sanitaire, acquièrent dès lors une importance sociale à laquelle il convient d'attribuer toute son ampleur.

MAISON DES PARENTS. — La question de la Maison des Parents, dont parle le rapport du 18 octobre 1917, n'a pas encore reçu de solution, mais, d'après les renseignements qui m'ont été donnés, les difficultés qui existaient pour la location de deux ou trois chambres semblent devoir s'aplanir d'ici peu, et l'on peut espérer que prochainement tout sera réglé d'une façon convenable.

D^r^ Ch. VIRY.

4 juin 1918.

Pendant la période d'installation et des débuts de fonctionnement, les dépenses ont atteint un chiffre d'autant plus élevé que le prix de toute chose a augmenté au-delà de toutes prévisions depuis le moment de la signature de la convention avec la Direction de l'Assistance et de l'Hygiène Publiques ; le tableau ci-dessous en témoigne et suggère certaines réflexions :

	Dépenses de fonctionnement	Nombre de journées d'hospitalisation	Prix de revient par journée au cours du mois	Prix de revient moyen par journée dans l'ensemble des mois précédts
Mai à Octobre 1917. .	22.212	991	22,41	
Novembre.	6.099	1.001	6,09	13,71
Décembre	8.198	975	8,40	11,96
Janvier 1918.	8.160	980	8,32	11,06
Février	6.871	975	7,20	10,26
Mars	9.942	1.605	6,18	9.26
Avril	10.384	1.563	6,64	8,75
Mai	10.593	1.482	7,14	8,51
Juin.	10.042	1.713	5,85	8,10
Juillet.	17.359	1.707	10,16	8,22
	108.860	12.992		

Le prix moyen de la journée, qui est, pour l'ensemble du mois de mai 1917 à fin juillet 1918, de 8 fr. 22, laisse à la charge de l'Union des Femmes de France une somme de 8 fr. 22 moins 3 fr. 75 (allocation du Ministère de l'Intérieur) soit 4 fr. 47 par journée d'hospitalisation, et pour 12.992 journées, un déficit de 12.992 (nombre de journées) × 4.47, soit 58.074 fr. 24.

Ces dépenses dépassent notablement nos prévisions communes, et cela en dépit de l'économie apportée par la direction dans la gestion de la station, en raison des frais généraux répartis sur un trop petit nombre d'hospitalisés et de la cherté des denrées en ce moment.

Nous estimons qu'en restant dans l'esprit de la convention du 15 septembre 1917, nous sommes fondés à demander à l'administration le remboursement d'une partie de ces dépenses, jusqu'à concurrence des 3/4 du 4/5, la Société en gardant à sa charge 25 à 20 % suivant le cas.

Le prix moyen de la journée, dans ces six derniers mois, étant de 7 fr. 20 et la cherté des vivres ne permettant de prévoir qu'il sera moindre pendant assez longtemps encore, le relèvement de la part contributive du Ministère de l'Intérieur, fixée dans la convention, doit être réclamée.

A ce sujet, une question se pose : Faut-il la fixer à un chiffre déterminé ou prévoir qu'elle variera avec le prix moyen de journée, suivant des mouvements de hausse ou de baisse. La fixation d'une somme invariable risque d'imposer de trop lourdes charges à la Société, soit que trop peu de lits soient occupés, soit que les circonstances aient fait hausser le prix de la vie. De plus, la fixation d'une participation déterminée, invariable, de la Société aux dépenses journalières, quel qu'en soit le chiffre, ne donne a l'administration aucune garantie de gestion économique.

Le moyen le plus équitable et le plus propre à donner toute garantie de cette gestion économique, désirable pour tous nous parait être le suivant : mise à la charge de la Société un X % pouvant ou non varier avec le nombre des hospitalisés, 20 % par exemple tant qu'il n'atteint pas la moitié du nombre prévu, 25 % pendant les périodes au cours desquelles il serait dépassé, ou uniformément fixé à 20 à 25 %, quel que soit le nombre des hospitalisés. De cette façon, l'administration, d'une part, aurait intérêt à ne pas laisser les lits inoccupés et elle serait garantie contre les dépenses excessives pouvant être faites par les représentants de la Société ; celle-ci, d'autre part, aurait tout intérêt à les surveiller de près et à les limiter strictement au nécessaire.

Projet de station sanitaire à Lamotte-Beuvron (Loir-et-Cher)

Pendant que se poursuivaient les travaux d'aménagement de Monbran, une étude approfondie, avec enquête sur lieu, établissement de plans et devis par notre architecte, était faite en vue d'installer, à la demande de M. le Directeur de l'Assistance et de l'Hygiène publiques, un sanatorium de 80 à 100 lits d'alors, à porter à 200, à Lamotte-Beuvron (Loir-et-Cher).

Les conditions étaient généralement avantageuses, en raison surtout de la proximité du sanatorium de M. le Dr Hervé, qui nous assurait son concours au titre de médecin en chef et celui de ses aides et mettait à notre disposition ses laboratoires ainsi que ses installations radiographiques et autres. Aussi, est-ce à regret que nous n'avons pas réalisé cette création.

Il est néanmoins intéressant de rappeler ici dans quelles conditions s'est engagée la question et se serait établie l'entente entre l'administration et l'U. F. F. dans ce cas où la première aurait été propriétaire des bâtiments et la seconde propriétaire du terrain, ce cas pouvant se représenter et de montrer en même temps quelles sont les intentions de l'U. F. F. au sujet de la catégorie de tuberculeux à laquelle sa qualité d'œuvre d'assistance militaire l'engage à réserver son assistance.

En octobre 1916, le Dr Boulomié informe le Comité des propositions suivantes faites par M. le Directeur de l'Assistance et de l'Hygiène publiques au Ministère de l'Intérieur :

RAPPORT DU 6 OCTOBRE 1916

M. le Directeur propose :

1° De céder à l'U. F. F. un baraquement de 50 lits pour le logement du personnel, qu'il a fait édifier à la Motte-Beuvron dans un terrain distant de 1 kilomètre environ du Sanatorium du Dr Hervé ;

2° Un baraquement de même contenance édifié par lui dans la propriété même de M. le Dr Hervé, et qui serait ultérieurement transporté auprès du premier ;

3° De faire édifier plusieurs autres bâtiments à destination analogue, mais en matériaux plus solides, machefer par exemple, *à la condition que l'U. F. F. achète le terrain* sur lequel est bâti le premier baraquement, et quelques hectares autour pour pouvoir développer ultérieurement ces installations et avoir toujours autour d'elles un parc assez spacieux.

Il estime la dépense à 20.000 francs pour 7 hectares environ (peut-être 8) et demande à l'U. F. F. de consentir ce sacrifice pour que lui-même puisse en faire un en sa faveur, par cela même qu'elle lui faciliterait la création d'établissements antituberculeux.

Le Dr Hervé a un bail du dit terrain, avec promesse de vente qui pourrait être réalisée partiellement, et pour l'étendue qui nous serait nécessaire (M. Brisac le croit du moins, ce serait à vérifier).

M. Hervé voudrait se débarrasser des soucis de la gestion de ces annexes de son Sanatorium, mais en continuerait la surveillance médicale et les visites régulières aux malades.

La gestion serait donc entièrement dans les mains de l'U. F. F. L'installation serait faite aux frais de l'Administration de l'Assistance et de l'Hygiène publiques. (J'ai déclaré, en effet, que nous ne pourrions qu'après la guerre fournir des objets mobiliers, de literie notamment, mais absolument pas actuellement).

Le prix de journée d'hospitalisation serait le même que celui fixé pour Monbran.

Les baraquements seraient laissés à notre disposition après la guerre pour le traitement des tuberculeux.

J'ai spécifié que nous ne voulions nous engager que pour les tuberculeux militaires, qui seront d'ailleurs très nombreux, au retour de captivité notamment, et que nous ne saurions prévoir actuellement du moins, les soins à donner à tous les tuberculeux indifféremment à quelque période qu'ils soient et quel que soit leur âge ou leur sexe. Des réserves formelles me paraissent devoir être faites à ce sujet.

Tous les adultes et tous les jeunes gens étant passés ou devant passer par l'armée, il y aura pour nous assez à faire sans sortir de notre destination normale. Il ne faut pas nous engager à recevoir dans nos formations les enfants et les femmes, ainsi que le demande M. Brisac. Il y aurait là une cause de complications et de responsabilité à laquelle nous devons éviter de nous exposer.

Sous le bénéfice de ces observations, je propose au Comité de Direction d'accepter en principe les propositions faites et de m'autoriser à poursuivre les pourparlers engagés, sauf à visiter d'abord terrain et constructions et à m'entendre avec M. Brisac et avec M. Hervé sur toutes les questions.

DISCUSSION :

Mesdames Pérouse et Aizelin font observer que d'après la conversation qu'elles avaient eue avec M. Brisac, elles avaient compris, ainsi d'ailleurs qu'elles l'avaient rapporté à la précédente séance du Comité, que les bâtiments élevés par l'Administration sur les terrains acquis par nous resteraient après la guerre la propriété de l'U. F. F., à la seule condition que leur destination de Station ou Sanatorium pour tuberculeux leur soit conservée.

M. Bouloumié n'a pas compris que telles fussent les intentions de M. Brisac puisqu'il demandait que tous les tuberculeux de l'Assistance Publique, indifféremment, puissent y être envoyés après la guerre, ce qui a motivé l'observation que notre Société, étant une Société auxiliaire du Service de Santé militaire, devait réserver ses institutions pour les tuberculeux militaires et anciens militaires, qui seront toujours malheureusement assez nombreux pour les occuper.

M. Bouloumié a ajouté qu'après la guerre l'U. F. F., devant rentrer en possession d'une certaine quantité de matériel, de literie et lingerie, pourra soit remplacer celui qui aurait été fourni par l'Administration, soit créer de nouveaux lits s'il est nécessaire. Pour le moment, elle ne peut s'engager qu'à faire fonctionner des établissements mis à sa disposition avec leur literie.

Les conclusions du rapport sont adoptées en principe, mais il est entendu que des précisions seront demandées à M. de Brisac concernant la question de propriété ultérieure des bâtiments qui seront édifiés sur le terrain qui serait acquis par l'U. F. F., la situation étant anormale, ainsi que le fait justement observer M. Léon Thomas, du fait que l'U. F. F. serait propriétaire du terrain et l'Administration propriétaire des bâtiments, dont néanmoins l'U. F. F. aurait la jouissance.

Une enquête sur place, faite successivement par M. le Dr Bouloumié et par M. Bourdillat, architecte de la Société, des projets, plans et devis sont dressés et soumis au Comité de direction de la Société, les 20 octobre et 7 novembre 1916 ; le projet suivant de convention entre l'Assistance publique et l'U. F. F. est accepté en principe par les deux parties ; un accord est établi avec M. le Dr Hervé pour tout ce qui concerne la surveillance et les soins médicaux, mais, devant l'incertitude d'avoir de l'eau en quantité suffisante, à l'abri de toute contamination, et de pouvoir assurer, dans les conditions hygiéniques nécessaires, l'évacuation des eaux souillées, nous nous voyons à regret forcés de renoncer à cette fondation. Nous le regrettons d'autant plus que M. le Dr Hervé nous donnait là non seulement le précieux concours de sa grande expérience, en acceptant les fonctions de médecin en chef, mais encore mettait à notre disposition ses aides, ses laboratoires et ses diverses installations physiothérapiques, radioscopiques et radiographiques notamment. Nous donnons quand même ici, à titre de document, qu'il serait intéressant de consulter en cas de nouvelle fondation se présentant dans les mêmes conditions, le projet de convention entre la Direction de l'Assistance publique et l'U. F. F.

PROJET DE CONVENTION pour le fonctionnement de la station sanitaire de Lamotte-Beuvron (Loir-et-Cher)

1° L'Union des Femmes de France assurera, dans les conditions ci-après, le fonctionnement de la Station sanitaire établie à Lamotte-Beuvron (Loir-et-Cher).

2° Cet établissement sera installé par les soins et aux frais de l'Etat sur les terrains dépendant du domaine de Beauval, qui seront acquis et payés pour le compte de l'Etat, par l'Union des Femmes de France.

3° Il comprendra les installations suivantes :

1° Les bâtiments existants, soit :

(a) Le hangar dans lequel sont actuellement installés les services généraux et une galerie de cure ;

(b) Le pavillon, baraquement abritant 40 lits.

2° un pavillon de 50 lits et la galerie de cure, tous deux sis actuellement dans les dépendances du Sanatoriun du Dr Hervé.

Ces derniers seront démontés, transportés et remontés par les soins et aux frais de l'Etat, les dispositions à leur donner étant arrêtées d'un commun accord entre les représentants de l'Etat et ceux de l'U. F. F.

Il leur sera ajouté, s'il y a lieu, un auvent pour protéger les malades au repos dans la galerie de cure et les dortoirs contre le soleil et la pluie, et permettre au personnel de circuler librement à couvert pour le service dans toutes les parties de l'établissement.

4° L'Administration fera, d'accord avec les représentants de l'U. F. F., les installations d'amenée de l'eau nécessaire à l'exploitation de la Station, tant pour la boisson que pour les services généraux et d'évacuation, dans de bonnes conditions hygiéniques, des eaux usées et des vidanges de toutes sortes.

5° Cet établissement, tel qu'il se comportera dès lors, pourra recevoir 80 malades, cinq lits restant disponibles comme lits d'infirmerie en cas de maladie ou de blessures accidentelles, ou de cas subitement aggravés, nécessitant un isolement au moins relatif.

Ces locaux seront remis à l'U. F. F. garnis de toutes les installations et de l'ameublement, meubles, literie, linge et ustensiles divers, moyens de chauffage et d'éclairage, c'est-à-dire prêts à recevoir les malades.

6° Ces bâtiments seront loués à l'U. F. F. pour un prix de location représenté par l'intérêt de la somme dépensée pour l'acquisition des terrains sur lesquels ils sont élevés.

7° La location en sera faite pour 3, 6 ou 9 ans, renouvelable au gré de l'U. F. F., l'Administration s'interdisant le droit de la dénoncer tant que l'établissement fonctionnera, conformément à sa destination, à titre de Station sanitaire, Sanatorium ou Colonie agricole pour anciens militaires tuberculeux et pouvant le reprendre immédiatement dans le cas contraire.

8° Comme d'usage, les réparations d'entretien des bâtiments sont à la charge des propriétaires, les réparations locatives incombant seules à l'U. F. F.

9° Lors de la reprise par l'Administration, celle-ci paiera le montant du prix d'achat de la propriété tel qu'il figurera à l'acte d'achat à M. Estienne.

10° L'Union des Femmes de France recevra une allocation de fr. 3.85 par journée de malade (journée d'entrée et de sortie comprises), pour l'indemniser de toutes les dépenses à sa charge : logement, nourriture, chauffage, éclairage, entretien et fourniture complémentaire de vêtements d'hôpital et de linge de corps, serviettes et torchons, blanchissage et racommodage, soins médicaux et pharmaceutiques.

Ce prix pourra toujours être revisé de mois en mois à la demande de l'un des intéressés.

11° Il est entendu que tant que l'établissement fonctionnera comme station sanitaire, une indemnité supplémentaire sera attribuée à l'U. F. F. en cas de dépenses excessives dûes à la non occupation des lits, ou à telle autre cause indépendante de sa volonté, de manière à compenser les frais généraux ;

12° Le service médical et la direction hygiénique seraient, quant à présent, assurés par M. le Dr Hervé, étant entendu qu'il ne serait envoyé ou ne seraient conservés à la Station sanitaire que des malades auxquels convient le mode d'hospitalisation et de cure qui y seraient appliqués et que, dès lors, on ne ferait en aucun cas, de la Station, un dépôt de tuberculeux à tous les degrés de la maladie et que notamment n'y seraient pas envoyés ou conservés les malades auxquels l'hôpital seul peut convenir.

Dans le cas où le service médical ne serait plus assuré par M. le Dr Hervé, qui consent à s'en charger actuellement, il y serait pourvu par l'Administration pendant toute la durée de la guerre, en y affectant soit un médecin local, non mobilisé, soit un médecin militaire ou militarisé, demandé par elle à l'autorité militaire.

STATIONS SANITAIRES de MENTON et de TAXIL

Pendant cette période, notre Présidente du Comité d'Antibes, Mme la baronne de Neuville, se charge, suivant un accord conclu entre la direction de l'Assistance et de l'Hygiène publiques et l'U. F. F. qu'elle représente, de l'organisation et du fonctionnement des stations sanitaires de Menton et de Taxil.

Les conventions liant les parties, analogues à celles concernant Monbran, reproduite plus haut, sont même signées avant celles-ci.

Station sanitaire de Menton

Etablissement prévu pour 100 lits — en possède 61 — peut être augmenté à la demande du Ministère de l'Intérieur.

Situé au Val de Gorbio, près Menton (Alpes-Maritimes).

Local mis à la disposition du Ministère de l'Intérieur par le « Comité de la Maison Russe » pour le traitement des militaires et marins réformés ou en instance de réforme pour tuberculose. (Villa 10 ter Menton.)

Climat particulièrement doux pendant l'hiver — large aération et insolation.

Installé aux frais de l'Administration, géré par l'Union des Femmes de France.

Une partie du personnel fourni par l'Administration, une

autre à la charge de l'U. F. F., notamment des infirmières, un gestionnaire, la cuisinière et ses aides.

Indemnité par journée d'hospitalisation de 3 fr. à 3 fr. 75, suivant le nombre de lits occupés, portée ultérieurement à 4 fr. et à 4 fr. 25 en raison de la cherté de la vie,

Reste à la charge de l'U. F. F. :

A) Les appointements et salaires des membres du personnel ci-dessus indiqué — 250 fr. par mois environ ;

B) La différence entre le prix de journée d'hospitalisation et l'indemnité fournie par l'Intérieur, en moyenne 1 fr. 25 par hospitalisé, 2.250 fr. par mois pour 60 hospitalisés ;

C) Les dépenses pour dons aux hospitalisés, environ 500 fr. par mois, soit au total 3.000 fr. par mois environ.

Il faut dire toutefois que M. le Directeur de l'Assistance et de l'Hygiène publiques veut bien couvrir en partie certains de ces frais reconnus indispensables, là comme aussi à Taxil.

Station sanitaire de Taxil

(45 lits). La propriété est située dans le canton de Fayence. L'établissement est installé en pleine campagne, dans des bâtiments antérieurement à usage d'habitation rurale, entourée de vastes espaces cultivés et boisés.

La Station de Taxil est établie en accord avec le Ministère de l'Intérieur, dans les mêmes conditions que celle de Menton ; les charges de l'Union des Femmes de France sont les mêmes, proportionnées seulement au nombre des malades, 45 au lieu de 61, mais, en raison des frais supplémentaires faits et prévus, il a été versé en plus par le Siège central de l'U. F. F. pour cet établissement, une somme de 10.528 fr. 55.

Pendant cette période, l'Union des Femmes de France est chargée par le Service de Santé de l'Armée d'organiser un hôpital sanitaire pour tuberculeux aux périodes avancées de la maladie : l'Hôpital Sanitaire de Rompsay, près La Rochelle.

Hôpital sanitaire de Rompsay

Hôpital sanitaire, pour tuberculeux militaires en cours de réforme, aux périodes avancées de la maladie, installé, à la demande du Service de Santé, dans un ancien hôpital auxiliaire de la Société.

50 lits, répartis en une série de chambres d'une contenance de 2 à 6 lits.

Propriété antérieurement à usage de maison de campagne avec grand et beau jardin, à 3 kilomètres de La Rochelle.

Locaux complétés par adjonction d'appentis et tentes pour services divers.

En raison de la catégorie des malades hospitalisés, dont beaucoup sont à une période très avancée et plusieurs près du terme de leur existence, des soins spéciaux y sont nécessaires. Frais de médicaments, de lingerie, de désinfection du linge, des ustensiles, du mobilier, d'inhumation y sont très élevés.

La dépense au cours de l'exercice (moins le mois en cours, resté à la charge de la Société), décompte fait des remboursements opérés par le Service de Santé, à raison de 2 fr. par journée d'hospitalisation, a été de 33.709 fr., dont 14.209 fr. fournis jusqu'à ce jour par la Délégation régionale de Bordeaux et 19.500 fr. par notre Siège central.

Aux sommes ci-dessus, il faut ajouter la valeur des dons faits directement à l'hôpital pour procurer quelques douceurs aux malades et satisfaire les fantaisies des moribonds, hélas nombreux dans cette formation, ainsi que la valeur des vêtements, accessoires et objets divers dus à la générosité des membres de notre œuvre.

Le prix de journée a varié de 4 fr. 21 à 4 fr. 50.

Le nombre de journées a été, pour 11 mois, de 15.000.

DISPENSAIRES ANTITUBERCULEUX

Nous rappellerons seulement ici que le dispensaire antituberculeux (type Calmette) est une institution destinée surtout à enrayer les progrès de la tuberculose, en faisant prendre aux tuberculeux les précautions nécessaires à la protection de leur entourage, mais qui doit se préoccuper aussi du traitement de ces malades.

Pour qu'il rende son plein effet, il faut qu'il s'adresse au plus grand nombre possible de tuberculeux de la localité ou des quartiers qu'il dessert, et pour cela que l'assistance publique, les bureaux de bienfaisance en particulier, soient avec lui en étroite liaison et concourent à son fonctionnement en lui adressant leurs tuberculeux, comme cela se fait avec grand succès, à Lyon notamment, sauf à l'en indemniser sous une forme quelconque. Un quart au moins des malades qui s'adressent à l'assistance publique étant des tuberculeux, par cela même ayant pendant un temps très long besoin de secours, celle-ci a un avantage, immédiat autant que médiat, à seconder les efforts du dispensaire, car en même temps qu'il soigne ses malades il empêche qu'il n'en tombe ultérieurement un grand nombre à sa charge.

Le dispensaire doit aussi se tenir en relations avec le Comité départemental d'assistance aux tuberculeux, ces deux institutions ne pouvant que se donner un mutuel appui des plus efficaces.

Son installation et son fonctionnement exigent :

A) Une salle de consultation, une salle d'attente et une pièce servant de laboratoire, tisanerie, resserre de médicaments et objets divers à l'usage du personnel et des malades ; c'est la minimum. A cela, s'il est possible, s'ajoutent une galerie de cure, un vestiaire — lingerie avec casiers numérotés, des bains-douches et une étuve à désinfection, surtout si la localité n'en possède pas ;

B) Un personnel, essentiellement composé d'un médecin, de deux ou plusieurs infirmières, des enquêteurs ou enquêteuses, visiteurs ou visiteuses, parmi lesquels peuvent être pris les désinfecteurs (voir détails dans la brochure : *La Croix-Rouge française dans la lutte contre la Tuberculose*).

DISPENSAIRES ANTITUBERCULEUX ET COMITÉS DÉPARTEMENTAUX

Nos efforts en vue de l'organisation de dispensaires antituberculeux, commencés avant la guerre n'ont, on peut le dire, abouti que depuis que celle-ci a augmenté le nombre des malades à assister.

En mars 1917, nous recommandons aux membres de notre Société d'organiser, s'il y a lieu, la lutte antituberculeuse dans leurs Comités respectifs et, si elle est organisée, de donner tout leur concours aux organisations officielles existantes et notamment aux Comités départementaux, insistant auprès d'eux en vue de la convergence des efforts nécessaires au succès et nous faisons distribuer à un grand nombre notre appel : *Pour la France contre la Tuberculose*.

Peu après, nous publions et distribuons notre brochure : *La Croix-Rouge dans la lutte contre la Tuberculose*, où nous décrivons l'organisation et le fonctionnement des diverses institutions antituberculeuses, dispensaire, colonie sanitaire, station sanitaire, logement-sanatorium, hôtellerie sanitaire.

Dès ce moment, se fait un mouvement très appréciable, qui s'accentue de jour en jour, en vue de la réalisation des dispensaires antituberculeux.

Un certain nombre d'entre eux sont créés, d'autres sont en voie d'organisation.

Afin de favoriser à bon escient par ses conseils et subventionner les dispensaires en projet ou en formation, notre

Conseil central réclame les réponses au questionnaire ci-dessous :

DISPENSAIRE ANTI-TUBERCULEUX

Questionnaire

Ville. . . . . Département. . . . .

- Nombre d'habitants
  - Ville. . . . .
  - Banlieue. . . . .
- Population
  - industrielle. . . . .
  - ouvrière . . . .
  - agricole. . . . .
  - ou autre . . . .
- Habitation
  - Logements . . . .
  - Habitations ouvrières . . . .

Surpeuplés ou non . . . .

Proportion des tuberculeux . . . .

- Moyens d'assistance...
  - a) généraux. . . . .
  - b) spéciaux. . . . .
- Dépendant d'assistance
  - a) publique. . . . .
  - b) privée . . . .
- Prévisions
  - a) d'installation (locaux) . . . .
  - b) matériel . . . .
  - c) Dépenses
    - d'installation. . . . .
    - de matériel . . . .
    - de fonctionnement . . . .
  - d) Concours pécuniaires ou autres
    - du Département . . . .
    - des Communes. . . . .
    - du Bureau de Bienfaisance . . . .
    - des Associations . . . .
    - des Industries . . . .
    - des Particuliers . . . .
  - e) Personnel
    - médical. . . / infirmier . . / administratif
      - au dispensaire . . . . . .
      - à domicile . . . .
  - f) du nombre de malades à assister. . . . .

En même temps, nous adressons à ceux qui en prennent l'initiative et aux présidentes de nos Comités l'appel : « A nos Infirmières, à nos Comités » (voir p. 72), et notre brochure, *La Croix-Rouge dans la lutte contre la Tuberculose*, ainsi que la note à MM. les Préfets des départements intéressés et la circulaire à nos Comités envoyée déjà une première fois en mai 1917.

A MM. les Préfets, en vue de la collaboration de l'U. F. F. avec les Comités départementaux

Monsieur le Préfet,

1° L'Union des Femmes de France, prenant une part active à la croisade anti-tuberculeuse actuelle, fait, comme vous le verrez à la lecture de l'appel que vous trouverez ci-joint, tous ses efforts pour organiser divers services d'assistance aux tuberculeux. Dès lors, elle tient à ce que ses fonds et son personnel soient tout d'abord destinés à organiser et desservir ses propres fondations, qu'il s'agisse de traitement dans des établissements spéciaux ou à domicile.

En conséquence, elle estime que l'intervention du Comité de ..... dans la lutte anti-tuberculeuse, d'accord avec votre administration, pourrait se réaliser sous une des formes suivantes :

Dispensaire de l'Union des Femmes de France

a) L'Union des Femmes de France fournit l'immeuble et assiste et soigne tous les tuberculeux indistinctement ; l'Etat, le Département et la Ville lui donnent une subvention fixe ou calculée d'après le nombre de malades assistés et soignés et la durée de l'assistance ;

ou bien :

b) Assiste et soigne à ses frais les anciens militaires réformés pour tuberculose, et aux frais de l'Etat, du Département et de la Commune, tous les autres tuberculeux.

Pour la simplification de la comptabilite, les dépenses seraient totalisées et suportées par l'U. F. F. et la municipalité, au prorata du nombre de malades de chacune de ces deux catégories.

Dispensaire public d'hygiène sociale

Rôle de l'U. F. F. dans cette fondation.

Le Département et la Ville créent un Dispensaire et en assurent le fonctionnement au point de vue financier.

L'U. F. F. leur fournit à titre gracieux :

a) Le local acquis par celle-ci et, dès lors, les subventionne du prix du loyer ;

b) Les infirmières chargées du service intérieur et du service extérieur (visites et soins à domicile) sous la direction du médecin et en accord avec le Comité Départemental d'Assistance aux Tuberculeux, (combinaison analogue à celle qui est faite avec le Service de Santé pour l'hôpital Baraque, d'Amiens).

Dispensaire mixte, créé en commun par l'Administration et l'U. F. F.

L'U. F. F. fournit :

a) Le local ;

b) Les infirmières pour le service intérieur et le service extérieur ;

L'Administration assure le service médical et le service de désinfection ;

Le Dispensaire soigne et assiste tous les tuberculeux indifféremment, et la dépense, prix du loyer compris, est divisée par parties égales.

Dispensaire anti-tuberculeux (créé par le Département ou la Ville), d'hygiène sociale ou autre.

L'U. F. F. fournit ou non le local et assure le fonctionnement du service intérieur et extérieur.

L'Administration paie à l'U. F. F. une redevance par malade et par journée d'assistance fixée d'avance à ... fr., plus élevée suivant que l'U. F. F. fournit ou ne fournit pas le local, cette redevance devant représenter les 3/4 de la dépense, 1/4 restant à la charge de l'U. F. F. (par analogie avec les conventions passées avec la Direction de l'Assistance et de l'Hygiène publiques au Ministère de l'Intérieur).

Vous pourriez, après avoir étudié ces diverses combinaisons, choisir, d'accord avec le bureau du Comité de l'U. F. F. de.... qui nous en informerait, celle des combinaisons qui vous agréerait le mieux et, dans le cas où il y aurait une modification à apporter, nous l'examinerions avec le plus vif désir d'arriver à une solution satisfaisante.

L'UNION DES FEMMES DE FRANCE ET LES COMITÉS D'ASSISTANCE AUX ANCIENS MILITAIRES TUBERCULEUX

Paris, le 2 mai 1917.

L'U. F. F. et ses Membres doivent prêter leur concours à tout moyen de lutte contre la tuberculose et notamment aux Comités départementaux d'Assistance aux Anciens militaires tuberculeux.

Les questions qui nous sont posées à ce sujet par certains de nos Comités nous font un devoir de déterminer dans quelles conditions peut se produire ce concours.

Deux situations sont à envisager suivant les circonstances :

a) L'U. F. F. peut aider l'Administration ;

b) L'Administration peut aider l'U. F. F.

a) Dans le cas où l'U. F. F. n'a pas d'organisation et d'institution anti-tuberculeuse dans la localité, alors que l'Administration y constitue un Comité départemental d'assistance aux anciens militaires tuberculeux, l'U. F. F. porte son concours à l'œuvre administrative.

Elle établit avec l'Administration une entente réglant les conditions de son intervention, en ayant soin de sauvegarder toujours son indépendance. Elle demande que le Délégué régional ou telle autre personnalité appartenant à la Société fasse partie du Comité ou Conseil de Direction du Comité départemental.

Cette question réglée au titre collectif, le concours au titre individuel des Membres de la Société peut se manifester sous les formes suivantes :

Propagande anti-tuberculeuse ;

Inscription comme Dame Infirmière-Visiteuse ;

Enseignement anti-tuberculeux pratique, à domicile, aux malades et à leur entourage ;

Surveillance et exécution des soins prescrits aux malades par le médecin, à domicile, dans les dispensaires et autres établissements.

b) Dans le cas où l'U. F. F. crée ou possède déjà une institution anti-tuberculeuse pouvant jouer le rôle imparti au Comité départemental, elle en fait les frais pour ce qui concerne les réformés, mais ne pouvant assumer la charge de soigner et assister tous les tuberculeux et leur famille indistinctement, elle provoque une entente avec l'administration pour s'assurer son concours moral et financier en échange de celui qu'elle donne en soignant et assistant à ses frais des malades qui, sans elle, seraient à sa charge et en soignant et assistant pour elle tous les autres tuberculeux.

L'Administration concourt ainsi à l'œuvre de l'U. F. F. comme dans le premier cas l'U. F. F. concourt à l'œuvre administrative. Cette combinaison est facilitée par les dispositions de la loi du 15 Mai 1916 qui autorise les Administrations départementales et communales à subventionner les dispensaires anti-tuberculeux qui fonctionneraient dans ces conditions.

Or, le Dispensaire anti-tuberculeux (type Calmette) est précisément l'organe essentiel à créer pour réaliser dans toute la localité une lutte efficace contre la Tuberculose.

Ce Dispensaire, son organisation, son fonctionnement, sont décrits dans la brochure « *Les Sociétés de la Croix-Rouge dans la lutte contre la Tuberculose* » qui a été adressée à tous nos Comités, nous n'avons ici qu'à y renvoyer.

Dans ce cas, voici quelles peuvent être les diverses combinaisons, variables d'ailleurs suivant les circonstances, que nous avons eu l'occasion de proposer :

Dispensaire de l'Union des Femmes de France

a) L'Union des Femmes de France fournit l'immeuble et assiste et soigne tous les tuberculeux indistinctement ; l'Etat, le département et la ville lui donnent une subvention fixe ou calculée d'après le nombre de malades assistés et soignés et la durée de l'assistance ;

ou bien :

b) L'U. F. F. assiste et soigne à ses frais les anciens militaires réformés pour tuberculose et aux frais de l'Etat, du département et de la commune, tous les autres tuberculeux.

Pour la simplification de la comptabilité, les dépenses seraient totalisées et supportées par l'U. F. F. et l'Administration au prorata du nombre de malades de chacune de ces deux catégories.

Dispensaire public d'Hygiène sociale

Rôle de l'U. F. F. dans cette fondation

a) Le département et la ville créent le Dispensaire et en assurent le fonctionnement au point de vue financier. L'U. F. F. fournit ou non le local. Si elle le fournit à titre gracieux, elle subventionne le Comité départemental en lui faisant remise du prix du loyer ;

b) Elle fournit les infirmières chargées du service intérieur et du service extérieur (visite et soins à domicile) sous la direction du médecin et en accord avec le Comité départemental d'Assistance aux Tuberculeux (combinaison analogue à celle qui est faite avec le Service de Santé pour l'hôpital baraque d'Amiens).

Combinaison mixte entre l'Administration et l'U. F. F. Un **Dispensaire mixte** est créé en commun et à frais commun par l'Administration de l'U. F. F.

L'U. F. F. ou l'Administration fournit :

Le local ;

L'U. F. F. fournit les infirmières pour le service intérieur et le service extérieur.

L'Administration assure le service médical et le service de désinfection.

Le Dispensaire soigne et assiste tous les tuberculeux indifféremment et la dépense, prix du loyer compris, est divisée en parties égales.

Dispensaire anti-tuberculeux

créé par le département ou la ville et confié pour son fonctionnement à l'U. F. F.

l'U. F. F. fournit ou non le local et assure le fonctionnement du service intérieur et extérieur.

L'Administration paie à l'U. F. F. une redevance forfaitaire par malade et par journée d'assistance, fixée d'avance à ... fr., plus élevée suivant que l'U. F. F. fournit ou ne fournit pas le local, cette redevance devant représenter les 3/4 de la dépense, 1/4 restant à la charge de l'U. F. F. (par analogie avec les conventions passées avec la Direction de l'Assistance et de l'Hygiène Publiques au Ministère de l'Intérieur).

La Section anti-tuberculeuse de l'U. F. F. sera toujours à la disposition des Comités qui, voulant réaliser une entente avec l'Administration, auraient à demander quelles seraient les modifications à apporter à ces diverses combinaisons pour les adapter à des circonstances spéciales.

Le Secrétaire général,
Dr P. BOULOUMIÉ.

La Présidente générale,
S. PÉROUSE.

DISPENSAIRES ANTITUBERCULEUX DE L'U. F. F.

PARIS ET BANLIEUE

Avant la guerre, l'U. F. F. comptait 30 dispensaires, tant à Paris qu'en province, mais c'étaient pour la plupart des dispensaires généraux. Elle préparait l'ouverture d'un certain nombre de dispensaires antituberculeux, mais un seul à ce moment était ouvert dans le département de la Seine.

A Paris, le Conseil central assume actuellement la charge d'un dispensaire d'hygiène sociale dans le XVe arrondissement, rue Tiphaine, n° 12, qui va être inauguré le 1er juin et fonctionnera sous la direction de notre Présidente du Groupe du XIVe arrondissement, avec le concours financier de M. le Ministre de l'Intérieur et de grands industriels, mais imposera quand même un sacrifice important au budget de notre œuvre, pour frais de location de l'immeuble et dépense en secours aux malades et aux familles visités à domicile.

Ce dispensaire a pour objet principal de donner des soins aux militaires réformés ou en instance de réforme définitive pour tuberculose et aux prétuberculeux des deux arrondissements, XVe et XIVe, qui s'y présenteront ou qui lui seront signalés.

Issy-les-Moulineaux. — Dispensaire anti-tuberculeux fondé en 1912. Il est rattaché maintenant au Comité Départemental de la Seine.

Saint-Denis. — Dispensaire-Ecole de la Plaine St-Denis, en instance de réouverture au titre de Dispensaire anti-tuberculeux.

EN PROVINCE

Les Dispensaires anti-tuberculeux de l'Union des Femmes de France, ou fonctionnant avec son concours, sont les suivants :

Saint-Etienne. — Le Comité de l'Union des Femmes de France donne son concours au Comité départemental d'Assistance aux Anciens Militaires Tuberculeux, dès sa création.

La Présidente fait partie du Comité départemental et le service du Dispensaire, où sont soignés les réformés et la population civile, est assuré par une première « Infirmière de Visite » de l'Union des Femmes de France, chargée de la prise des observations des injections hypodermiques, des pointes de feu et des *diverses analyses de laboratoire*, etc...

Des consultations sont organisées à St-Chamond et à Rive-de-Gier où cette infirmière accompagne le docteur.

Deux autres infirmières-visiteuses, en outre des soins aux malades, sont chargées de l'éducation sanitaire dans les familles de tuberculeux qui leur sont signalées.

Le Comité de l'U. F. F. fournit au Dispensaire une somme mensuelle pour être employée en bons de lait, viande, etc.... destinés aux anciens militaires tuberculeux. Cette somme, s'il y a lieu, est augmentée par le Comité départemental.

Châteaudun. — Dispensaire anti-tuberculeux, Union et Comité départemental — ouvert en Janvier 1918.

Niort. — Le Comité de l'U. F. F. donne son concours au Comité départemental. La Présidente fait partie du Comité tuberculeux. Dans chaque canton, l'U. F. F. est représentée par une Dame Secrétaire, qui visite elle-même les tuberculeux ou délègue ses pouvoirs à une autre, lorsque le domicile est trop éloigné du chef-lieu de canton.

Lons-le-Saunier. — Assistance à domicile aux réformés n° 2, en accord avec le Comité départemental.

Moulins. — Dispensaire municipal et départemental — avec le concours du personnel infirmier de l'U. F. F.

Aix-en-Provence. — Dispensaire départemental anti-tuberculeux — rattaché au Dispensaire départemental de Marseille — avec le concours de l'U. F. F.

Angers. — Dispensaire anti-tuberculeux de l'U. F. F., avec le concours du Comité départemental.

La section anti-tuberculeuse de l'U. F. F. du Comité d'Angers, créée au cours de l'année 1917, s'est immédiatement préoccupée de l'organisation d'un dispensaire anti-tuberculeux dans un vaste hôtel avec dépendances, loué à cet effet et aménagé par ses soins avec : salle d'attente, salle de consultation, laboratoire, installations radiographiques, vestiaire avec boxes individuels pour lingerie et vêtements, salles de bains et de douches.

Au cours de cet aménagement de l'immeuble, des leçons théoriques et pratiques spéciales ont été données aux infirmières par le médecin-chef désigné, avec le concours de dames-visiteuses ayant fait leur instruction dans les services des Drs Guinon et Kuss, à Paris et dans les dispensaires de l'Association des Infirmières Visiteuses de France.

Le dispensaire est ouvert aux familles comme au malade lui-même. Il pourvoit aux consultations médicales, visites et surveillance des malades à domicile, examens radiographiques, chimiques et bactériologiques, enquêtes sanitaires.

moyens de préservation de l'entourage, désinfection et blanchissage du linge.

Fonctionnant en accord avec le C. D. A. M. T. (Comité Départemental d'Assistance aux anciens Militaires Tuberculeux), il se charge de la visite à domicile des réformés tuberculeux, par ses dames visiteuses qui leur enseignent l'hygiène familiale et notamment la désinfection par des moyens simples du linge et des objets mobiliers. Il fournit crachoirs de poche et autres, linge, secours alimentaires, bons de viande et, s'il y a lieu, avec le concours du C. D. A. M. T., literie supplémentaire, secours de loyer, envoi des enfants à la campagne ou à la mer et, avec le bureau d'hygiène, il s'occupe de la désinfection des locaux, après décès particulièrement.

Le nombre des réformés assistés est considérable. 17 infirmières visiteuses au courant du service sont sous la direction de l'infirmière-chef, à qui, toutes les semaines, elles fournissent un rapport sur chacun des assistés confiés à leurs soins.

Les secours mensuels attribués varient : pour l'alimentation de 15 à 20 francs, pour le loyer de 8 à 20 francs, pour l'allaitement de 25 à 40 francs.

A ces secours s'ajoutent les distributions de linge et de vêtements. La dépense mensuelle, en dehors de celle-ci, est de 1.500 fr. environ, en partie couverte par le C. D. A. M. T.

Périgueux et département de la Dordogne. — Dispensaires anti-tuberculeux au chef-lieu de département et dans chacun des arrondissements, sous le contrôle du Comité départemental, avec le concours spécial de l'Union des Femmes de France et de ses membres, qui fourniront les locaux et en assureront l'entretien, en même temps qu'elles rempliront les fonctions d'infirmières-visiteuses.

Nantes. — Le Dispensaire de Nantes, comprenant un siège central et plusieurs sections, est organisé par le Comité départemental, qui délègue spécialement au Comité de l'U. F. F. la gestion d'une section et réclame le concours de ses infirmières pour les visites à domicile.

Grenoble. — Organisation analogue à celle du département de la Dordogne (V. Périgueux).

Epinal. — A Epinal et dans le département des Vosges en général, l'Union des Femmes de France assure le concours de ses membres au Comité départemental d'Assistance aux anciens Militaires Tuberculeux, particulièrement pour la visite des malades à domicile.

Le nombre des interventions de l'U. F. F. dans la création de dispensaires anti-tuberculeux s'accentue de jour en jour, soit que la Société crée elle-même des dispensaires en accord avec le Comité départemental, soit qu'elle agisse sous l'impulsion de celui-ci et en collaboration avec lui.

Même dans ce cas, il reste à la charge de la Société, les dépenses nécessitées par l'achat des moyens supplémentaires de subsistance : lait, œufs, viande, etc...., de vêtements, parfois de literie, etc... Il faut prévoir aussi à sa charge les émoluments ou indemnités aux infirmières-visiteuses qui ne peuvent assurer le service sans rétribution aucune.

Ces frais sont d'évaluation précise impossible, de nombreuses circonstances d'ordre général et local les faisant varier d'un jour à l'autre, mais sont assez importants, en raison des suppléments accordés aux malades et des subsides à octroyer fréquemment à leurs familles, en nature ou en argent. Ils ne doivent pourtant pas faire reculer nos Comités dans leur dessein de servir ainsi la cause des tuberculeux et de la société, car ils sont parmi les plus importants des moyens à employer dans la lutte anti-tuberculeuse.

SANATORIUMS

Pendant que se poursuit la réalisation de ces diverses institutions est étudié l'établissement de Sanatoriums, les uns pour tuberculeux pulmonaires, les autres pour tuberculeux externes. L'un des projets envisagés et pouvant convenir en même temps à ces deux catégories de malades et notamment à des tuberculeux externes avec manifestations pulmonaires, a trait à la propriété de Monbolle, située à 750 mètres d'altitude, dans les Pyrénées-Orientales, au-dessus d'Amélie-les-Bains. Des pourparlers sont engagés et, les prix discutés, les plans et devis sont établis, des concours sollicités et obtenus en principe de l'Administration de l'Assistance et de l'Hygiène Publiques et des représentants du département intéressé, lorsqu'au moment même où nous allons en réaliser l'acquisition, nous apprenons que la propriété vient d'être brusquement vendue.

Ce projet forcément abandonné, de nouvelles recherches sont immédiatement entreprises pour trouver une autre propriété présentant les conditions d'hygiène essentielles et, avec elles, le maximum de celles que nous considérons comme désirables pour l'institution d'un sanatorium rural tel que nous le comprenons.

Nous avons le désir d'en posséder en plaine, en montagne, sur le littoral et sous des climats variés, pour être en mesure de faire bénéficier les diverses catégories de malades des conditions hygiéniques pouvant le mieux convenir à leur état. Aussi, faisons-nous porter nos recherches sur les diverses régions de la France et poursuivons-nous en même temps que la création des sanatoriums complémentaires de Tonnay-Charente et de Monbran et d'une hôtellerie sanitaire à Paris, l'institution d'un hôpital-sanatorium à Berck.

d'un sanatorium d'altitude et d'une colonie sanitaire d'éducation agricole.

Comme établissements pouvant convenir au sanatorium d'altitude projeté, nous envisageons particulièrement deux propriétés, l'une dans la Haute-Savoie, l'autre dans les Hautes-Alpes (1), laissant de côté, en raison de leurs conditions climatiques, celles qui nous sont proposées dans le Jura et dans le Plateau Central.

Projet d'installation dans la Haute-Savoie

Dans la Haute-Savoie, notre attention s'est portée sur la « Chartreuse du Reposoir », ancienne abbaye devenue hôtel de tourisme depuis plusieurs années.

La Chartreuse du Reposoir est située à 1.024 mètres d'altitude, dans la commune de Pralong, canton de Cluses (Haute-Savoie), et desservie par la gare de Cluses, dont elle est distante de 15 kilomètres.

Elle comprend un bâtiment principal et une série de pavillons-cellules, chacun avec son petit jardin, clos de murs, et deux fermes avec bâtiments d'habitation et d'exploitation.

Le tout, Chartreuse et fermes, jardins et terre, est d'une superficie approximative de 25 hectares. Les fermes et les jardins potagers pourraient permettre de subvenir à une bonne partie des besoins des hospitalisés et de pratiquer, avec toute la mesure voulue, la cure de travail gradué, associée à la cure de repos, mais pendant une partie de l'année seulement, en raison du climat.

L'acquisition de cette propriété est envisagée de très près, mais, apprenant qu'elle l'est en même temps par l'œuvre des sanatoriums d'altitude et ne voulant pas entrer en concur-

---

(1) Dans le mémoire adressé à la Croix-Rouge américaine, il n'était question que de la Chartreuse du Reposoir, dont l'acquisition était décidée pour le cas où la Société des sanatoriums d'altitude y renoncerait et où les rapports de nos experts confirmeraient les premiers renseignements.

rence avec celle-ci, nous attendons, pour poursuivre les pourparlers, de connaître sa décision définitive, tout en continuant à prendre tous renseignements utiles. Finalement, à la suite de la visite minutieuse de M. le médecin-inspecteur M. Ch. Viry, spécialement délégué à cette inspection par l'U. F. F., le projet est abandonné, malgré les réels avantages qu'il peut présenter par ailleurs, en raison de l'importance des travaux de réfection à exécuter dans les bâtiments en vue de leur nouvelle destination et surtout en raison des conditions hygiéniques insuffisamment favorables résultant de l'insolation des bâtiments sur deux de ses façades seulement, les autres étant privées de soleil par la proximité de la montagne, en même temps que de l'aspect sauvage des lieux qui, bien qu'étant très pittoresque, donnent une impression de tristesse et d'isolement, qui exercerait une fâcheuse influence sur des malades déjà portés à la tristesse par le fait de leur maladie et auxquels, par cela même, il faut assurer les meilleures conditions morales, aussi bien que physiques.

Des extraits du rapport de M. l'Inspecteur Ch. Viry, donnant les raisons de cette décision, montreront le soin que met toujours l'U. F. F. à ne faire choix que d'établissements présentant toutes les garanties désirables pour le bien-être de ses assistés.

Extraits du Rapport de M. le Médecin-Inspecteur Ch. Viry

1° Les locaux de la partie Nord des bâtiments sont dominés par la montagne, et les rayons du soleil, arrêtés par la hauteur de celle-ci, ne les visite pour ainsi dire jamais :

2° La très grande majorité des locaux n'a de fenêtres que d'un côté, le côté opposé donnant sur un cloître ou un corridor, d'où impossibilité de l'aération la plus favorable, par ouverture de fenêtres en regard les unes des autres :

3° Un certain nombre de pièces du rez-de-chaussée sont très hautes, voûtées, avec fenêtres situées en haut, comme dans les églises, d'où aération presque nulle au niveau des lits qui seraient placés dans ces locaux et, avec cela, énorme difficulté de chauffage ;

4° Beaucoup de chambres ont pour plafond des planchers avec couvre-joints lattés, d'où multiplication considérable de la surface et des anfractuosités, réceptables de poussières.

L'éclairage de l'hôtel se faisait à l'acétylène ; les appareils existent encore dans une cave.

Il n'y a aucun moyen de chauffage : les cheminées sont même très rares.

Les terrains de culture sont en pleine exploitation, ainsi que les jardins potagers. Ceux-ci pourraient être augmentés par l'utilisation des jardinets attenant aux anciennes cellules des chartreux.

En admettant qu'on loge à la chartreuse 150 malades, nombre prévu, le prix d'achat de la propriété étant de 260.000 fr., les frais pouvant être réduits à 26.000 fr. et le coût des réparations étant estimé à environ 300.000 fr., le prix du lit ressortirait sans le matériel à 3.907 fr. 33.

Projet d'installation dans les Hautes-Alpes

En dehors de la question du prix par lit assez élevé, comme on le voit, le projet ci-dessus, étudié en même temps que celui d'un établissement dans les Hautes-Alpes, donne lieu aux considérations suivantes, qui décident le conseil de l'U. F. F. à y renoncer et à poursuivre la réalisation de celui qui concerne la propriété proposée dans les Hautes-Alpes.

La somme à dépenser pour achat et réfection réunis étant sensiblement la même pour les deux propriétés, les questions d'ordre financier n'y font pas obstacle.

De plus, sachant le soin que nous apportons au choix de l'emplacement, au perfectionnement de l'installation et au bon fonctionnement des établissements dont nous assumons la charge, il est certain que M. le Directeur de l'Assistance et de l'Hygiène Publiques, qui nous assurait son concours pour l'établissement à créer dans la Haute-Savoie, comme pour tout autre sanatorium à créer ultérieurement, ne nous le refusera pas pour celui que nous comptons lui substituer en raison des conditions hygiéniques plus favorobles qu'il présente.

Cette intervention dans la dépense d'achat et d'installation peut être envisagée comme devant se traduire par l'octroi d'une somme pouvant aller jusqu'à 2.000 francs par lit et. dans les dépenses de fonctionnement, d'une indemnité journalière d'hospitalisation nous couvrant d'une partie importante de nos débours.

Nous pouvens évaluer, dès lors, de 1.500 à 2.000 francs par lit la dépense restant à la charge de l'U. F. F. comme étant à prévoir, soit pour acquisition et aménagement (les travaux d'aménagement sont très chers en ce moment) d'un sanatorium de 120 lits environ, une somme de 200.000 à 250.000 francs, suivant l'importance des travaux qu'on jugera indispensable d'exécuter et le nombre de lits qu'on pourra installer, les aménagements terminés, et qui ne seront sûrement pas inférieurs à 115 et ne paraissant pas pouvoir excéder 130 dans les locaux actuels.

Les réponses portées au questionnaire ci-dessous, que, pour nous éviter des pertes de temps et des voyages inutiles, en nous permettant d'obtenir d'emblée les renseignements les plus essentiels, nous adressons aux propriétaires et aux personnes en situation de nous documenter avec impartialité, nous ayant engagé à y envoyer successivement M. le Médecin-inspecteur Ch. Viry et notre architecte M. Bourdillat, les intéressants rapports de ces deux distingués collaborateurs si autorisés nous ont décidé à poursuivre les pourparlers en vue de l'acquisition de la propriété proposée :

Propriété proposée par M.

pour être transformée en Sanatorium pour Tuberculeux curables

QUESTIONNAIRE

Nom de la Propriété :
Siège **Commune** **Canton**
Arrondissement **Département**
(Indiquer la distance de chacune de ces localités à côté de leur nom).
Situation **(En plaine)** **(Altitude)**
(Sur côteaux)
Exposition générale :
Climat de la région **(froid)** **(chaud)** **(tempéré)**
(pluvieux) **(sec)** **(humide)**
Vents régnants **(fréquents ou rares)** **(violents ou modérés)**
Etendue de la propriété : **(jardin potager, terres, bois, vignes)**
Cultures courantes :
Les terres sont-elles favorables à la culture maraîchère ?
Peuvent-elles être arrosées ?
Eau **(provenance)** **quantité** **qualité**
Etat actuel de la propriété :
Bâtiments **(château, maison de campagne, villa, communs)**
Orientation de l'habitation :
Exposition de l'habitation **(au soleil)** **(aux vents)**
(protection contre ceux-ci ?)
Dimension, contenance et affectation antérieure de l'habitation :
Etat à l'extérieur :
» à l'intérieur :
Dispositions particulières :
Facilités de communications avec ? **(voies)**
(distances) **(indications avec profil, plaine ou côtes)**
Facilités d'approvisionnement ? **Où ?**
Prix demandé ou conditions faites :
Trouverait-on concours ? Si oui, lesquels ?
Rencontrerait-on hostilités dans la région ?
Observations :

Adresser les renseignements au Dr BOULOUMIÉ, secrétaire général de l'Union des Femmes de France, Siège social, 16, rue de Thann, Paris.

Rapport de M. le médecin-inspecteur Ch. Viry

Le rapport ci-dessous résume les impressions de la visite que j'ai faite le 27 juillet au château de C..., en vertu d'une délégation de Mme la Présidente de l'Union des Femmes de France.

La propriété de C... était, avant la Révolution, une résidence d'été de l'évêque de Gap; devenue bien national, elle a passé par plusieurs mains et a pour propriétaire actuel M. C...

Le château est situé à 5 kilomètres de Gap, à une altitude de 1.000 mètres, sur un ressaut assez vaste de la montagne, orienté sensiblement du nord au sud. Il se détache au milieu d'arbres et d'eaux vives et offre à la vue une élégante construction au toit d'ardoises haut et incliné à angle aigu. Sa façade sud présente deux étages et un rez-de-chaussée s'élevant sur une terrasse de 120 mètres de long et 12 mètres de large d'où l'on découvre un vaste et très beau panorama de vallons et de montagnes. Au dessous de cette première terrasse, il en existe plusieurs autres, en partie cultivées en jardins d'agrément, auxquelles fait suite un terrain en pente (jardin potager) qui conduit à une prairie formant la limite de la propriété, au fond d'un large vallon. Sa façade nord donne de plain-pied sur le premier étage, auquel on accède par une passerelle enjambant un fossé d'assainissement maçonné, qui court le long de la paroi nord du rez-de-chaussée privé de fenêtres de ce côté du bâtiment. Au niveau du premier étage, le terrain vers le nord est plan, porte des arbres et un étang alimenté par les eaux d'une cascade artificielle, qui coule au milieu d'une belle frondaison en face de la maison sur le flanc de la montagne, distante de près de 1.000 mètres. A l'est et à l'ouest, des pentes douces, plantées de vieux arbres, joignent la butte de la façade nord à la terrasse de la façade sud.

Il résulte de l'orientation générale et de l'éloignement de la montagne que toutes les parties des deux étages sont alternativement visitées par les rayons solaires et l'impression que laisse l'ensemble de la propriété est tout à fait agréable et reposante.

Le château me paraît d'une construction solide, sauf pour un petit bâtiment annexé dit « cuisine » « bains et chambres de domestiques », qui est de construction légère. L'état d'entretien est bon et des ouvriers étaient employés à la réfection de la toiture au moment de ma visite.

Les locaux du rez de-ch .ussée, fourniraient l'installation nécessaire à la cuisine et à ses dépendances, à un réfectoire et à une salle de réunion.

Au 1er étage, en abattant des cloisons, on pourrait installer deux grands dortoirs avec lavabos dans lesquels on placerait aisément un total de 45 lits environ, ces deux dortoirs ayant des fenêtres sur les façades nord et sud.

Au 2me étage il serait également facile de faire deux dortoirs d'une contenance de 45 lits avec dispositions analogues.

Au-dessus du 2me étage existe un grenier très élevé ; dans lequel il serait très aisé de construire des chambres, mansardées ou non, pour le personnel de service, qui prendraient jour par des lucarnes à établir dans le toit même.

La maison est largement pourvue d'eau de bonne qualité. Il n'existe aucun système de chauffage.

Les latrines existant à chaque étage se déversent dans une fosse fixe qui a environ 2 mètres de profondeur sur 2 mètres de longueur et 1 mètre 50 de largeur, à laquelle on accède par le couloir d'assainissement de la façade nord. Cette fosse ne parait pas être étanche, car elle se maintient à un niveau fixe auquel elle revient après vidange, si bien qu'on a cessé de pratiquer cette opération.

L'eau est très abondante, elle est amenée dans la maison (cuisine, lavabos, etc.) et arrose les jardins en contre-bas qui sont pourvus de plusieurs bassins.

Les eaux ménagères usées (cuisine et lavabos), réunies dans une buse, s'écoulent par un caniveau dissimulé dans la verdure et se perdent sur le flanc de la colline du côté est du château.

A l'ouest, se trouve un bâtiment dit « ferme » et un autre bâtiment « grange et écuries » sans compter deux hangars incomplètement clos.

La ferme comporte trois pièces au rez-de-chaussée, six au premier étage et autant au second étage. Ce bâtiment aurait besoin d'une réfection assez sérieuse à l'intérieur, planchers, escaliers, le tout étant en assez médiocre état. Ici pourraient se trouver notamment le logement du médecin directeur et celui de l'administrateur.

Le bâtiment dit « grange et écuries » présente une partie voûtée (écuries) et une partie constituée simplement par murs et plancher. On pourrait y faire, tout en conservant une écurie pour plusieurs animaux, des salles au rez-de-chaussée et au 1er étage pour une cinquantaine de malades.

Le prix demandé par le propriétaire est de 350.000 francs.

. . . .

Au prix d'achat, il faudrait ajouter celui des réparations et aménagements qui suivent :

1° Abattre des cloisons et aménager les salles du 1er et 2me étage du château ;

2° Y établir une salle de bains et douches en utilisant celle existante au 1er étage mais étendant un peu la construction qui a été surajoutée déjà au bâtiment primitif sans nuire (grâce aux arbres), à l'harmonie générale ;

3° Construire dans le grenier du château des chambres pour le personnel et pour un laboratoire ;

4° Augmenter le nombre des latrines et améliorer les lavabos ;

5° Installer au rez-de-chaussée un système de chauffage central et un générateur d'électricité pour la lumière ainsi que l'appareil à désinfecter les crachoirs ;

6° Aménager le bâtiment « grange et écuries » pour y faire des salles de malades et y créer des latrines et lavabos ;

7° Organiser une buanderie dans un des bâtiments annexes ;

8° Etablir une Galerie de Cure sur la 1re terrasse du jardin, au-dessous de la grande terrasse-cour qui s'étend devant la façade sud du château.

L'établissement de fosses septiques me paraîtrait inutile, vu la disposition du terrain et l'abondance de l'eau, le simple épandage (système de Gennevilliers) paraissant devoir donner là toute sécurité.

Je n'ai pas la compétence voulue pour apprécier le montant de ces dépenses mais supposant qu'elles soient de 100.000 à 110.000 francs, l'établissement me paraissant pouvoir comporter environ 150 lits de malades, le prix de revient du lit serait de 3.000 à 3.333 francs, sans compter le matériel pour 150 malades et de 3.462 à 3.847 francs pour 130 malades seulement.

Il y a lieu de prévoir en outre la nécessité des moyens de locomotion entre Gap et C.... tant pour les personnes que pour le ravitaillement. Ces moyens de transport devront comprendre des traîneaux, nécessaires d'ordinaire pendant 2 ou 3 mois chaque année.

Pour le ravitaillement, la ville de Gap semble présenter les ressources nécessaires.

Les voies d'accès sont médiocrement entretenues, en partie parce que le propriétaire exploite en ce moment très largement les bois de C..., mais il a manifesté l'intention de remettre en bon état les chemins qui lui appartiennent et on peut espérer que la Ville ne fera pas de difficultés pour la réfection de ceux qui dépendent de son administration.

Il y a lieu de noter que l'Union des Femmes de France possède à Gap un comité actif et qu'on peut dès lors espérer recruter sur place quelques infirmières, tout au moins comme auxiliaires d'infirmières permanentes qui seraient attachées au futur établissement.

En résumé le château de C... avec les terrains et les bâtiments énumérés sur la lettre ci-jointe de M. C... permettrait l'installation d'environ 130 et même 150 tuberculeux dans d'excellentes conditions.

Ch. VIRY.

Domaine de C....., Gap (Hautes-Alpes)

Dans son « *Rapport à annexer au rapport de Monsieur le Médecin-Inspecteur VIRY en date d'Août 1918* », M. Bourdillat, architecte de l'U. F. F., confirme la plupart des appréciations contenues dans celui-ci, mais arrive à un prix de revient plus élevé, estimant les prévisions de M. Viry exagérées pour ce qui concerne le nombre de lits et insuffisantes pour ce qui concerne les réfections et aménagements divers.

. . . .

La totalité des bâtiments composant cette propriété, dit-il, se trouvant faire partie de la vente, l'installation de l'ensemble des services nécessaires à la création d'un établissement tel que celui projeté, pourrait se faire de façon à donner satisfaction complète, sans avoir à se trouver dans l'obligation d'avoir à construire de nouveaux bâtiments.

Pour ce qui est de l'habitation des malades, qui ainsi que l'indique le rapport de M. le général Viry, devrait être répartie : aux premier et second étages du bâtiment principal et dans le corps du bâtiment des écuries, dont la partie réservée actuellement pour la grange pourrait facilement être transformée en dortoirs, il y aurait à prévoir :

1. *Bâtiment principal :* Démolitions de cloisons actuelles, et constructions de nouvelles cloisons de distributions intérieures, installations de : lavabos, armoires, baignoires, douches, appareils de w.-cl. de même, installation de chauffage central et installation de lumière électrique.

2. *Bâtiment des écuries :* En outre des travaux d'agencement intérieurs analogues à ceux ci-dessus, certains travaux de percements de baies dans les murs latéraux pour éclairage et ventilation, établissement d'un plafond sous la charpente actuellement apparente, confection d'un sol sur l'aire actuelle.

La grange d'une longueur de 52 mètres sur 9, qui forme premier étage côté midi et rez-de-chaussée côté nord, se prêterait très bien à une transformation permettant de trouver 50 lits.

Nous signalerons toutefois, que s'il est possible de loger dans les dortoirs de ce bâtiment annexe, le nombre de 50 lits prévus par le rapport du général Viry, il nous paraît impossible de trouver dans les 2 étages du bâtiment principal un nombre supérieur à 64 lits, en tenant compte de la position des escaliers et des dégagements de service indispensables à la circulation, le cube d'aération nécessaire pour chaque lit, étant calculé à raison de 20 mètres cubes en moyenne par lit, soit un total de 114 lits d'hospitalisés.

Pour le moment, étant donné les prix excessifs et si fréquemment variables des matériaux et de la main-d'œuvre, il serait fort difficile et même impossible de donner un chiffre de dépenses exact, d'autant que la propriété se trouve distante de 5 à 6 kilomètres de Gap, nécessitant ainsi des déplacements pour les ouvriers et des transports de matériaux coûteux les uns et les autres.

Dans le but de permettre, non une fixation de dépenses mais

un aperçu, nous donnerons les estimations suivantes comme se rapprochant à notre avis de la réalité ; nous en donnons ci-joint le devis approximatif, qui se monte au total de 189.000 francs, comprenant réfections, transformations, moyens de chauffage, éclairage, lavage, balnéation.

En outre des travaux prévus ci-dessus, il y a à tenir compte que, pour le moment, le système de vidanges est une fosse dite « boitout », c'est-à-dire laissant filtrer dans le sol, la totalité des liquides et matières diluées ; et que, si ce mode d'écoulement, lorsqu'il s'agit d'une habitation privée de peu de personnes et passagère, peut ne pas donner lieu à des dangers, il pourrait peut-être ne plus en être de même lorsqu'il s'agira d'un écoulement permanent provenant d'une agglomération de 130 personnes environ, (malades et personnel).

Il y aura lieu d'étudier un système soit d'écoulement par fosses septiques avec filtre bactérien, soit d'épandage.

Nous croyons utile d'ajouter, que si la propriété se trouve en partie close sur 3 de ses côtés, il n'existe sur son quatrième côté (terre plein longeant l'étang) aucun obstacle pour les entrées et sorties.

Dès lors, prenant pour base les chiffres de dépenses ci-dessus :

Achat	350.000
Travaux	189.500
Total	539.500

le prix de revient pour 114 lits, calculé d'après ces chiffres, serait par lit 4.700 francs, sans compter : ameublement, literie, objets divers.

Paris, le 27 août 1918.

BOURDILLAT.

Les chiffres donnés par M. Bourdillat s'appliquent à une réfection comportant tous les travaux à exécuter, mais en réduisant à celles qui sont indispensables, les modifications à apporter dans les installations actuelles, sauf à n'exécuter les autres que lorsque des facilités spéciales nous seront données ou que matériaux et main-d'œuvre seront revenus à des taux normaux, et en tenant compte que le nombre des lits paraît pouvoir être porté à 130, la dépense à prévoir semble devoir représenter sensiblement la moyenne de celle envisagée dans les deux rapports, soit 4.000 francs par lit environ, chiffre limité établi par M. le Directeur de l'Assistance et de l'Hygiène Publiques comme par nous même. Le Comité de Direction décide dès lors, à la date du 13 septembre, de poursuivre les pourparlers en vue de l'acquisition, mais au prix de 250.000 francs seulement.

Hôpital-sanatorium pour Tuberculeux externes

Projet de Fondation à Berck-Plage

L'importante question des établissements de cure pour tuberculeux externes, osseux articulaires, ganglionnaires et cutanés, qui s'est posée depuis longtemps pour ce qui concerne l'enfance, est restée jusqu'à ce jour sans réponse et semble même avoir été à peine posée pour ce qui concerne l'adolescence et l'âge adulte et cependant le nombre est considérable des malades atteints, à ces diverses périodes de la vie, d'accidents de ce genre et qui pourraient trouver la guérison dans un traitement approprié.

La guerre a fait brusquement apparaître la nécessité de s'occuper d'eux, du moins pour ceux qui appartiennent ou ont appartenu à l'armée. Le service de santé a désigné pour eux un assez grand nombre d'hôpitaux, temporaires, auxiliaires ou bénévoles sur divers points du littoral : mais, obligé d'être toujours prêt à hospitaliser les blessés et malades des armées, ceux du front en particulier, qui peuvent d'un jour à l'autre arriver en grand nombre, il ne peut immobiliser des lits pour le traitement de cette catégorie de malades qui, dans la plupart des cas, doivent séjourner à l'hôpital pendant de longs mois et, dans certains, pendant des années.

Aussi, lorsque l'imminence d'une opération militaire importante ou la crainte d'une maladie épidémique l'exige, l'évacuation de ces hôpitaux, tout au moins partielle, est-elle ordonnée et les malades non récupérables pour l'armée sont-ils aussitôt proposés pour la réforme.

C'est dans ces circonstances que j'ai moi-même étudié la question et appelé sur elle en vue de la solution à lui donner, l'attention de notre Société et celle du Service de Santé, des divers groupements antituberculeux et des pouvoirs publics, comme on le verra à la lecture du rapport suivant, fait à la Commission permanente de préservation de la tuberculose au Ministère de l'Intérieur.

POUR LES BLESSÉS DE LA TUBERCULOSE

Un Sanatorium médico-chirurgical à créer

RAPPORT DU Dr P. BOULOUMIÉ, SECRÉTAIRE GÉNÉRAL, A LA COMMISSION PERMANENTE DE PRÉSERVATION CONTRE LA TUBERCULOSE.

Très préoccupé du sort réservé aux nombreux militaires tuberculeux, ganglionnaires, osseux et articulaires, que l'armée croit devoir éliminer parce que non récupérables, du moins avant un temps assez long, j'ai l'honneur d'appeler sur eux toute l'attention et toute la sollicitude de la *commission permanente de préservation contre la tuberculose*, en lui soumettant tout d'abord le rapport que j'ai adressé au *Comité national d'Assistance aux anciens Militaires tuberculeux :*

Le Comité national d'Assistance aux anciens Militaires tuberculeux n'a guère été appelé jusqu'à présent à s'occuper pratiquement, avec le concours de la Direction de l'Assistance et de l'Hygiène publiques au Ministère de l'Intérieur, que des réformés tuberculeux pulmonaires, dont la longue durée des hostilités et les conditions de la guerre actuelle ont considérablement augmenté le nombre, surtout depuis qu'un recrutement intensif, jugé nécessaire, a ajouté aux contingents normaux des ajournés, des dispensés, des réformés.

Pour eux, ont déjà été faits, avec raison, de grands efforts et de plus grands encore, reconnus indispensables, sont en cours d'exécution ; mais, si intéressante que soit cette catégorie de malades, elle ne saurait en faire négliger une autre, très intéressante aussi, celle des très nombreux tuberculeux ganglionnaires, osseux et articulaires, qui, d'une manière générale, n'a pas, jusqu'à présent, attiré et retenu spécialement l'attention.

Acquérant aujourd'hui une importance considérable, il est urgent de prendre à son endroit les décisions nécessaires, en raison, d'une part, du grand nombre de sujets qui la composent et de la curabilité de ceux-ci dans la plupart des cas, à la condition que leur soit appliqué un traitement médico-chirurgical bien compris et continué pendant tout le temps nécessaire à la guérison ; en raison, d'autre part, de l'angoissant dilemme qui se pose en ce moment :

Maintenir ces malades sur les contrôles, sans profit pour l'armée, et au détriment de son budget, ou les renvoyer de l'armée et les priver ainsi des soins spéciaux qui, suffisamment prolongés, eussent abouti à la guérison.

N'est-il pas, en effet, d'une importance majeure et d'un intérêt national de ramener le plus grand nombre possible d'hommes à un état leur garantissant une capacité de travail à peu près complète, sinon complète, alors surtout qu'aujourd'hui la main-d'œuvre se fait de plus en plus rare, et qu'il faut, d'ores et déjà, prévoir l'indispensable nécessité de la retrouver aussi abondante que possible, pour assurer le relèvement économique de la France, après la victoire.

Ne faut-il pas se rappeler aussi que de ces tuberculoses locales, non traitées ou mal traitées : adénites, coxalgies, tumeurs blanches, mal de pott, etc., peuvent partir et partent fréquemment des localisations pulmonaires et des généralisations.

Pénétré de ces idées et voulant dès lors faire bénéficier les hommes ainsi atteints de la cure marine associée au traitement chirurgical qui a fait la réputation de certaines plages, à Berck notamment, le Service Santé a envoyé à Berck-Plage un grand nombre de malades atteints de manifestations tuberculeuses diverses, dites chirurgicales, affectant les ganglions, les os, les articulations ; mais, en raison de la longue durée de la cure dans certains cas, l'autorité militaire estime aujourd'hui quelle doit agir envers ces tuberculeux comme envers les tuberculeux palmonaires, et les éliminer de l'armée par la réforme, temporaire ou définitive.

C'est ainsi qu'à Berk, où ont hospitalisés environ 500 tuberculeux de cette catégorie, l'ordre vient d'être donné d'établir les dossiers du plus grand nombre d'entre eux en vue de la réforme immédiate.

On comprend très bien que l'armée ne puisse conserver indéfiniment sur ses contrôles des centaines et des milliers d'hommes inutilisables, inaptes pour longtemps à tout service, n'augmentant que sur le papier le chiffre des effectifs disponibles, encombrant ses hôpitaux et occasionnant à ceux-ci et à l'Etat une dépense élevée.

Il paraît juste aussi que, si leur maladie ou l'aggravation de leur maladie est la conséquence du service, la législation actuelle permette de leur attribuer une compensation, sous forme de gratification renouvenable, qu'ils soient mis en situation de réforme n° 1, n° 2, ou temporaire ; mais il y a plus et mieux à faire : que vont devenir, en effet, ces hommes qu'une cure plus prolongée eût guéris le plus généralement, ou tout au moins améliorés au point de leur permettre de reprendre leurs occupations et de subvenir à leurs besoins ? Ils vont essaimer dans toutes les directions, perdre le fruit de la cure entreprise, qui déjà les acheminait vers la guérison, laisser aller leur mal, faute du traitement spécial nécessaire, vers la chronicité ou l'aggravation et semer directement ou indirectement autour d'eux la maladie, s'ils sont suppurants.

Pour eux, pour leur entourage, pour la France, il ne doit pas en être ainsi : il faut les guérir, il faut préserver leur entourage, il faut les conserver à la France dans leur intégrité et éviter en même temps la dépense inutile d'allocations permanentes ou des pensions qu'il faudrait octroyer à beaucoup de ces malades, pourtant absolument curables, s'ils sont bien soignés, on ne saurait trop le répéter.

Il faut prévoir pour cette catégorie de malades un traitement d'une durée moyenne de 12 à 15 mois, soit en calculant à 5 francs la journée d'hospitalisation, une dépense totale de 1.825 à 2.250 francs par homme rendu à la santé et au travail, alors que, s'il reste plus ou moins infirme, il devra pendant toute sa vie ou du moins pendant de longues années, recevoir une allocation d'au moins 1 franc par jour, soit de 365 francs au moins par an, soit 3.650 francs pour 10 ans seulement, et végéter, inutile et improductif, en parasite involontaire et justement aigri de la société.

Pour cela que faut-il faire? *Il faut créer à leur intention des établissements de cure, où ils trouvent, avec les soins chirurgicaux spéciaux, que nécessite leur état, les conditions hygiéniques qui leur sont spécialement favorables et qui sont réalisées au plus grand degré par la cure d'aération marine à laquelle contribuent, l'insolation et parfois la balnéation.*

Il faut dès lors, pour être en mesure de répondre aux diverses indications, ouvrir des établissements de ce genre dans des climats divers.

Si, en effet, la cure de Berck, où l'air est particulièrement tonique et excitant, et le climat plutôt brutal, est devenue la cure type des tuberculoses ganglionnaires, osseuses et articulaires, chez l'adulte comme chez l'enfant, il est reconnu qu'elle ne convient nullement aux tuberculeux atteints ou menacés de localisations pulmonaires, même aux bronchitiques sans lésion tuberculeuse de l'appareil respiratoire, tandis que ces malades peuvent bénéficier d'une cure marine sur la Côte d'Argent ou sur la Côte d'Azur, où les timides et modestes tentatives déjà faites méritent d'être encouragées et développées. Dans certains cas même la cure d'altitude dans un climat favorable et dans une région ensoleillée est-elle, surtout s'il y des manifestations pulmonaires, préférable aux cures sur ces plages.

Aujourd'hui toutefois, n'envisageant qu'un des points de la question, pour arriver plus facilement à une solution, que les circonstances rendent urgente, l'objet de ma communication se limite à ce qui pourrait, et à ce qui, à mon sens, devrait être fait, en vue de donner asile aux malades dont la sortie des hôpitaux de Berck est imminente et auxquels doivent être assurés les soins nécessaires à leur guérison.

Pour qu'il en soit ainsi, *il faut que tous ceux qui sont curables,* et c'est le plus grand nombre, *passent directement de l'hôpital militaire dans une station militaire spécialisée,* véritable sanatorium pour tuberculeux externes.

Il faudrait, dès lors, organiser sans retard cette station, dans la région du Pas-de-Calais, qui a fait ses preuves et, de préférence à Berck ou dans ses environs immédiats et prévoir là, une installation pouvant recevoir un nombre assez considérable de malades et comportant, en outre des dortoirs et salles d'administration, des galeries de cure et des salles spéciales d'opérations, de pansements, de plâtres, de radiographie, etc.

Les pouvoirs publics, qui ne sauraient se désintéresser d'hommes tombés malades par le fait, à l'occasion ou tout au moins au cours de leur service militaire, verraient certainement avec plaisir l'armée adopter une solution capable de donner satisfaction à tous les intérêts en jeu et, dès lors, faire pour ces tuberculeux ce qu'elle a déjà fait pour les tuberculeux pulmonaires : envoyer dans la Station sanitaire spécialisée les hommes en instance ou en imminence de réforme pour tuberculose ganglionnaire, osseuse ou articulaire, et les y maintenir pendant plusieurs mois, en participant aux frais d'entretien et de traitement, pour une somme forfaitaire, de 3 francs par journée d'hospitalisation, par exemple, étant entendu que ces hommes pourront y être maintenus après leur mise en réforme, et que, pourront aussi y être admis des hommes réformés depuis peu (moins d'un an par exemple), et éventuellement des otages, du sexe masculin, rapatriés d'Allemagne.

Convaincu de l'urgente nécessité d'adopter une mesure de ce genre, j'en ai sur place étudié les moyens d'exécution, dès que j'ai appris, au cours d'une visite aux hôpitaux et instituts de Berck, l'imminence du renvoi dans leurs foyers des tuberculeux chirurgicaux actuellement en traitement dans les hôpitaux de la localité.

La Station Sanitaire à créer devrait être organisée comme un véritable sanatorium pour tuberculeux chirurgicaux, ganglionnaires, osseux, articulaires et éventuellement cutanés. Je dis « éventuellement cutanés » parce que ceux-ci pourraient être plus utilement encore traités sur des plages plus ensoleillées que celle de Berck.

Les locaux destinés à abriter les malades devraient être à proximité immédiate de la mer, de la plage, sur laquelle les hommes pourraient avec avantage passer une grande partie de la journée.

Le personnel médical chargé du fonctionnement de la Station devrait être un personnel spécialisé dans la direction de la cure et la *technique chirurgicale très spéciale* qui en assure le succès.

Il devrait en être de même du personnel infirmier, dont le rôle est là particulièrement important, en raison de l'aide qu'il a constamment à fournir aux chirurgiens, pour les pansements et l'application des appareils, plâtrés ou autres.

Comme les Stations Sanitaires déjà existantes, elle ne devrait pas recevoir ou conserver des incurables, qui peuvent être aussi utilement traités dans un hospice quelconque. Elle devrait être *réservée* aux *seuls malades pouvant bénéficier spécialement de la cure.*

Conformément à ce programme, il semble que les choses pourraient s'organiser rapidement et bien en adoptant l'un des deux projets suivants :

Aucun immeuble, remplissant les conditions voulues pour y héberger un grand nombre de malades, n'existant ou ne se trouvant disponible pour cet objet à Berck ou dans le voisinage, il y aurait lieu de procéder à la construction de baraquements ou bâtiments d'un autre type sur un emplacement de choix, suivant le projet n° 1.

Si, toutefois, pour des raisons budgétaires, on croyait devoir s'en tenir à la création d'un petit établissement pouvant héberger une centaine de malades, on pourrait adopter le projet n° 2.

« L'emplacement convenant à l'installation d'un grand Sanatorium pourrait être celui qui, à deux kilomètres environ de Berck, est connu sous le nom de Bellevue.

« La partie du terrain ainsi dénommé, qui conviendrait à l'installation du sanatorium, est celle qui longe la mer, la dominant immédiatement sur une étendue de 300 mètres avec une profondeur de 500 mètres, faisant face à l'ouest, du côté de la mer ; à l'est, du côté d'une plaine cultivée ou cultivable et de bois. Des deux faces latérales, l'une est orientée au nord vers Paris-Plage et Boulogne, l'autre au sud vers Berck.

« Ce terrain, constitué par des dunes qu'il y aurait à niveler, est contigu à celui qui a été aménagé en terrain a bâtir, avec routes et chemins solidement empierrés au silex et amenée d'eau potable et sur lequel déjà sont un certain nombre de villas.

« Constitué par trois lots de 100 mètres de façade sur mer et 500 mètres de profondeur, il renferme un rectangle de 150.000 mètres.

« Il est relié à Berck-Plage par une bonne route, par la plage et par un petit chemin de fer économique, allant de Berck à Paris-Plage, avec station et gare à Bellevue même.

« Il pourrait être obtenu à des conditions acceptables consignées dans une convention.

« Sur cet emplacement pourraient être installées, dans d'excellentes conditions, les constructions nécessaires pour le logement de 500 malades, et plus au besoin, avec tous les services généraux nécessaires, tous les pavillons pouvant être orientés Est-Ouest, parallèlement à la côte, si, comme il semble préférable pour assurer une large insolation et pour ne donner de prise aux vents régnants que sur les pignons, cette disposition générale était adoptée.

« Pour en assurer d'emblée le meilleur rendement possible, il paraîtrait nécessaire de demander à l'armée, en plus d'une subvention par journée d'hospitalisation égale à celle qu'elle donne pour ses hospitalisés dans les autres Stations sanitaires, de mettre à la disposition de celle-ci, pour y soigner ses malades et ses réformés, des médecins qui, à Berck même, se sont familiarisés avec le traitement général et la technique très spéciale des interventions chirurgicales réclamées par les multiples et diverses manifestations tuberculeuses à traiter.

« Il devrait en être de même des infirmières, qui, au cours de leur stage dans les hôpitaux militaires et auxiliaires de la localité, ont acquis, elles aussi, les connaissances pratiques nécessaires.

« Parmi les médecins de Berck, plusieurs, déjà membres de l'U. F. F., donneraient certainement le concours précieux de leur expérience à la fondation ; celui du Dr CALOT lui est d'ores et déjà assuré.

« Les malades seraient là dans d'excellentes conditions hygiéniques. L'approvisionnement serait relativement facile, grâce à la proximité de la ville et de la gare de Berck, en même temps que la distance séparant la station sanitaire de la ville serait suffisante pour que la surveillance des hommes restât facile, tout en autorisant leur sortie.

« Ce projet paraît devoir être tout particulièrement recommandé à l'attention du Service de Santé de l'armée et de la Direction de l'Assistance et de l'Hygiène publiques, les dépenses qu'imposerait sa réalisation dépassant de beaucoup celles que l'*Union des Femmes de France* pourrait engager dans les conditions et circonstances actuelles.

« Le Projet N° 2, comportant la création d'un sanatorium beaucoup moins important, pour 100 à 120 malades, pourrait être réalisé dans la ville même de Berck-Plage.

« Il offrirait l'avantage de pouvoir être mis à exécution en très peu de temps. L'installation pour 80 malades pourrait, en effet, être faite sans retard sur une propriété sise entre l'hôpital *Rothschild* au sud, et au nord l'hôpital *Cazin-Perrochaud* dont elle n'est séparée que par la rue, sur laquelle devrait être établi l'accès principal de l'établissement.

« Cette propriété, d'une contenance de 1.800 à 1.850 mètres. a une façade de 30 mètres sur la plage et une profondeur d'environ 60 mètres en façade de rue.

« Sur la façade en bordure de mer existent cinq châlets en bois de 7 à 9 pièces chacun, avec trois petites constructions à usage de communs à l'arrière. Ces constructions formant en façade cinq châlets distincts se présentent en arrière sous forme d'un bâtiment unique.

« En arrière se trouvent deux villas en briques, plus importantes que le plus grand des cinq châlets. contenant l'une huit pièces, l'autre dix.

« L'espace libre permet d'édifier une autre construction de même importance et un pavillon d'opérations et de pansements.

« N'ayant pas été habités, ni surveillés, ni entretenus depuis trois ans par les héritiers du propriétaire précédent, les châlets sont actuellement très encombrés par les sables, contre l'envahissement desquels aucune précaution n'a été prise, comme il a été fait dans les propriétés voisines. Il y a de ce fait à prévoir une dépense de déblaiement et de réfection qu'il me parait prudent de porter à 15.000 francs au moins.

« Il faudrait prévoir en plus l'édification d'un pavillon pour salle d'opérations, de pansements et autres : environ 12.000 fr. ; et d'une salle où les hommes pourraient se réunir pour lire, écrire et se distraire pendant les mauvais jours ou les soirées d'hiver, 8.000 francs environ ; soit au total 55.000 francs pour achat et 6.000 francs pour frais, plus 15.000 francs, plus 12.000 francs, plus 8.000 francs = 96.000 francs, soit environ 100.000 francs. Si cette salle de réunion était établie dans le bâtiment qu'il y aurait lieu d'ajouter aux constructions existantes pour y faire le logement des infirmières et les bureaux, cette prévision de dépenses devrait être augmentée de 15 à 16.000 francs, mais en compensation, le nombre des lits pour malades pourrait être augmenté, grâce à la place rendue ainsi disponible. Le chiffre de dépenses à prévoir irait ainsi de 115.000 à 120.000 francs environ.

« Les choses s'arrangeraient beaucoup mieux encore, si on faisait d'emblée l'acquisition d'une bande de terrain en prolongement de celui sur lequel sont élevées les constructions mentionnées ci-dessus et en même temps celle d'une maison d'une certaine importance très voisine de celle-ci, élevée sur une partie du terrain dont l'acquisition est absolument désirable. Ainsi augmenté, le domaine envisagé ci-dessus pourrait recevoir dans de bonnes conditions environ 120 malades, tout en laissant des espaces libres suffisants pour une telle agglomération.

« Je suis d'avis que, malgré le surcroît de dépenses qu'occasionnerait cette acquisition, il devrait y être procédé d'emblée et que dès lors, il y aurait lieu de prévoir une dépense non plus de 115.000 à 120.000 francs, mais une dépense de 150.000 à 160.000 francs, qui permettrait d'assurer l'hospitalisation de 120 malades et l'installation de divers services que comporte une telle agglomération.

« A ces dépenses de premier établissement pour réfection, acquisition et édification des immeubles nécessaires, il y a lieu d'ajouter celles nécessitées par l'acquisition à faire du mobilier, literie et meubles divers, matériel et mobilier de cuisine, de réfectoire, lingerie, vestiaire ; matériel médico-chirurgical, soit 50.000 francs environ, soit donc au total, pour terrains, immeubles, meubles, matériel et ustensibles divers, 200.000 à 220.000 francs pour un sanatorium de 120 lits environ.

« Bien organisé, cet établissement pourrait devenir, en même temps qu'un sanatorium des plus utiles pour les malades, un centre d'enseignement des plus intéressants pour nos infirmières se destinant aux soins à donner aux tuberculeux, et ce serait là encore une des raisons de l'utilité de sa fondation, aussi, engagerais-je vivement l'*U. F. F.* à consentir le sacrifice nécessaire pour la réaliser.

« Estimant qu'il y a en ce moment un devoir humanitaire et

social à remplir d'*urgence* envers une intéressante catégorie de malades militaires et que chacun doit aider l'Etat à l'accomplir, j'ai, en raison de l'imminence de la mise en réforme d'un grand nombre d'entre eux, cru devoir prendre l'initiative de la proposition ci-dessus et des démarches destinées à la faire aboutir promptement si elle est agrée.

« Je la soumets avec confiance au Comité International d'Assistance aux Anciens Militaires Tuberculeux, en sollicitant son concours et le priant de l'appuyer, si elle a son approbation, auprès de MM. les Ministres de la Guerre, de la Marine et des Colonies, de M. le Ministre de l'Intérieur et de M. le Directeur de l'Assistance et de l'Hygiène Publiques, tous directement intéressés à la solution de la question posée par les circonstances actuelles, me tenant prêt à solliciter en sa faveur le concours de la *Croix-Rouge Française*, comme je le fais d'ores et déjà à l'*Union des Femmes de France*, pour aider à la réalisation rapide de l'un ou de l'autre des projets précités, ou simultanément ou successivement des deux projets ».

Notre président, M. le Ministre Léon Bourgeois, président du Comité National, accédant à ma demande, a bien voulu provoquer la réunion de ce jour pour me permettre de présenter et soutenir les projets ci-dessus et d'obtenir, s'ils ont l'agrément de la Commission, les concours nécessaires à leur réalisation. Je l'en remercie sincèrement.

Je peux dire que d'ores et déjà l'*U. F. F.*, émue de la situation faite aux malades que je signalais à sa sollicitude, a voté une somme de 100.000 francs, va faire une vente et ouvrir une souscription pour réaliser le projet n° 2, comportant, après étude et devis par l'architecte, pour achat de terrains et immeubles et construction des pièces complémentaires indispensables, une dépense de 150.000 à 160.000 francs environ, à laquelle s'ajouteront celles que nécessiteront les installations hygiéniques spéciales de désinfection, l'achat du mobilier, de la lingerie, des vêtements, des instruments et moyens de pansements. Il y a en outre à prévoir une dépense de fonctionnement d'environ 5 francs par homme et par journée d'hospitalisation..

L'*U. F. F.* est décidée à faire un effort considérable pour venir en aide à cette catégorie de tuberculeux, comme elle l'a déjà fait pour les tuberculeux pulmonaires ; mais, pour assurer le fonctionnement de cette nouvelle institution, elle a besoin du concours financier des Ministres de la Guerre ou de l'Intérieur, conformément à ce qui se fait pour celles des stations sanitaires qu'elle gère.

Permettez-moi de demander ici, pour l'obtenir, l'appui de la Commission permanente.

Aussitôt que ces concours lui seront assurés l'*U. F. F.* commencera les travaux d'installation qui, grâce aux bâtimens existants, lui permettra, les réfection nécessaires rapidement faites, d'hospitaliser à bref délai environ 120 malades.

Je demanderais dans ce cas au Service de Santé de surseoir à la mise en réforme de ces hommes jusqu'au moment où ils pourraient être reçus dans le sanatorium en préparation.

Pour la réalisation du projet n° 1, qui dépasse de beaucoup ses possibilités financières, l'*U. F. F.* ne peut promettre quant à présent que le concours de son personnel infirmier disponible. Elle mettrait toutefois volontiers à la disposition du Ministre de l'Intérieur ou de la Guerre, ceux des baraquements qu'elle possède et qui sont actuellement installés à Amiens, si le Service de Santé, pensant ne pas en avoir besoin dans l'avenir, autorisait ce transfert,

De plus, estimant que, devant la prévision de la tâche écrasante qui incombera à l'Assistance publique à la fin des hostilités et pendant de longues années encore, chacun doit s'attacher à lui en faciliter l'accomplissement ; l'*U. F. F.* serait portée à faire ce que certains groupements ou sociétés ne se refuseraient certainement pas à faire pour cela comme elle le ferait elle-même :

Donner systématiquement à l'A. P. leur concours dans des conditions déterminées, garantissant, en même temps que leur autonomie, la sauvegarde des droits et devoirs de haute surveillance, incombant à celle-ci, des intérêts de l'Etat, et, avant tout, des intérêts sacrés des malades dans la misère ou le malheur.

Ces conditions, procédant de la féconde formule de l'initiative privée subsidiée par l'Etat, que d'ores et déjà je voudrais voir appliquée pour la création du sanatorium pour tuberculeux chirurgicaux dont je me préoccupe en ce moment, seraient les suivantes :

Une Société, reconnue d'utilité publique, fonde et s'engage à faire fonctionner un établissement d'assistance dont les plans et devis, ainsi que le mode de fonctionnement sont approuvés par l'Administration ;

L'Administration contribue, pour une part à déterminer (la moitié ou les deux tiers par exemple), aux frais de premier établissement et aux frais d'entretien des malades, fixés d'avance à un taux déterminé (les trois quarts par exemple), et ne pouvant être modifié que dans des circonstances exceptionnelles incontestables.

La Société fondatrice fait fonctionner l'établissement sous sa responsabilité. Elle peut solliciter le concours de l'Administration pour des dépenses exceptionnelles imposées par les circonstances, mais n'a le droit absolu d'en rien exiger de plus que ce qui est prévu aux conventions initiales.

Faisant application de ces principes généraux pour la création d'un sanatorium à Berck pour les tuberculeux chirurgicaux, il pourrait être convenu ce qui suit entre la direction de l'Assistance et de l'Hygiène publiques et l'*Union des Femmes de France* :

L'*U. F. F.* s'engagerait :

1° A recevoir, entretenir et soigner dans l'établissement ainsi créé, un nombre de tuberculeux ganglionnaires, osseux ou articulaires et, éventuellement, d'un commun accord avec l'Aministration, tels malades d'une autre catégorie qu'il serait convenu, si les premiers étaient en nombre insuffisant pour l'occuper, étant entendu ;

a) Que les malades seraient : 1° des militaires sortant des hôpitaux militaires ou auxiliaires en imminence ou en instance de réforme ; 2° des hommes récemment réformés (depuis moins d'un an, par exemple) ; 3° provisoirement et accessoirement, des hommes emmenés comme otages en captivité et rapatriés.

b) Ils seraient fournis, les 2/3 par l'A. P. et 1/3 par l'*U.F.F.*, et seraient soumis, pour leur admission, aux formalités auxquelles sont soumis les tuberculeux pulmonaires pour leur admission dans les stations sanitaires existantes ;

c) Ne seraient admis dans l'établissement que les malades susceptibles de guérison, mais ils y seraient maintenus pendant tout le temps jugé nécessaire à celle-ci, tandis que les autres, s'ils y avaient été admis, pourraient et devraient, après avoir bénéficié de tout le bien que peut leur procurer la cure, être évacués sur des hospices ou renvoyés dans leurs foyers.

2° A se soumettre, pour ce qui concerne ledit établissement, à l'inspection des services administratifs et hygiéniques de l'A.P. ;

3° A participer pour la moitié aux frais de réfection jugés nécessaires par l'Administration, sauf à s'en rapporter à une expertise en cas de conflit ;

4° A faire fonctionner l'établissement pendant 10, 15 ou 20 ans, avec la même destination ou une destination différente s'il y avait lieu, celle-ci ayant été adoptée d'un commun accord ;

5° A faire l'abandon de l'établissement à l'A. P., au prix coutant diminué des amortissements, si elle cesse de le faire fonctionner avant la 10°, 15° ou 20° année révolue, se réservant toutefois soit la moitié du matériel de couchage, lingerie, vêtements, soit sa représentation en argent suivant évaluation par expert, ou dans le cas contraire, c'est-à-dire si l'*U. F. F.* voulait en devenir l'unique propriétaire, à rembourser à l'A. P. sa part des frais faits pour le premier établissement, déduction faite de sa part y afférente d'amortissement.

Etant entendu que cette clause ne serait pas applicable dans le cas où la fermeture ou le changement de destination se produiraient d'un commun accord entre l'A. P. et l'*U. F. F.*, ou serait agréée par l'une des parties sur la proposition de l'autre.

Par ce moyen, l'A. P. trouverait certainement d'importants et précieux concours, notamment dans les Sociétés de la *Croix-Rouge*, qui seraient heureuses de devenir ses auxiliaires à la fin des hostilités, comme elles sont encore et comme elles seront jusqu'à la fin, les auxiliaires utiles et dévouées du Service de Santé.

Si l'Administration entre dans ces vues, l'*U. F. F.*, tout au moins, est prête à la seconder activement dans l'accomplissement de sa tâche, et il n'est pas douteux que son exemple soit suivi par les autres œuvres de la *Croix Rouge* et par d'autres groupements formés en vue de l'assistance militaire.

Dr P. Bouloumié,
Secrétaire Général de l'U. F. F.

Paris, Décembre 1917.

L'importance de la question soulevée dans ce rapport et l'urgence de la résoudre ont été unanimement reconnues ; mais M. le Directeur de l'Assistance et de l'Hygiène publiques, tout en en exprimant ses regrets, ne peut consentir aucune subvention, n'ayant à sa disposition *aucun crédit pour les tuberculeux autres que les pulmonaires.*

Il en est de même du Comité National, qui, dans ses statuts, n'envisage que l'assistance à ces derniers exclusivement.

Le Service de Santé de l'armée consent dès lors à surseoir à la mise en réforme de ces malades et à les conserver, ceux du moins qui ne peuvent recevoir chez eux les soins nécessaires, jusqu'à ce qu'ils puissent trouver asile dans un établissement de l'Assistance publique, ainsi que la loi l'y autorise, ou jusqu'au jour prochain où l'U. F. F. aura créé l'hôpital-sanatorium projeté.

Se préoccupant, elle aussi, de la situation faite jusqu'à ce jour aux tuberculeux externes, la législation n'ayant envisagé que les pulmonaires, la Commission d'hygiène de la Chambre, réclame pour eux les mêmes droits aux secours que pour ceux-ci et, afin de les leur assurer, elle les a mentionnés spécialement dans le projet de loi qu'elle va soumettre à très bref délai aux votes de la Chambre et du Sénat. Dans ce même projet sera inscrit le principe de la contribution de l'Etat à la création et à l'entretien des institutions d'assistance dues à l'initiative privée, présentant comme celle que projette l'U. F. F., un caractère indéniable d'utilité publique et toute garantie de bonnes conditions d'installations et de fonctionnement, ainsi que je le réclamais dans mon rapport et pour les mêmes raisons.

Les tuberculeux externes ont donc gain de cause, nous ne pouvons que nous en féliciter, mais nous devons, disions-nous alors, puisque nous avons pris l'initiative de la plaider, demander maintenant à tous les membres de notre Société de nous seconder dans notre effort de propagande en leur faveur et de nous aider à réaliser cette première fondation spéciale, celle-ci spécialement en faveur des militaires et anciens militaires tuberculeux chirurgicaux. Elle ne pourra manquer de faire le plus grand bien à une catégorie très intéressante de nos vaillants soldats, et le plus grand honneur à notre Société.

J'ajoute aujourd'hui un appel à toutes les personnes qui, si nombreuses, ne peuvent manquer de s'intéresser au sort de ces malheureux pour qui encore aucun subside n'a été voté et qui veulent et peuvent guérir, si on fait pour eux le sacrifice nécessaire.

Le projet n° 2 va être mis à exécution. La création d'un hôpital-sanatorium pour 120 malades, dans la ville même de Berck, en façade de mer est décidée ; l'appui et le concours du Service de Santé nous sont assurés ; que chacun nous aide à le réaliser au plus tôt et dans les meilleures conditions.

A la suite des divers rapports résumés plus haut, le projet n° 2 étant adopté, avec le concours assuré du Service de Santé de l'armée, toutes les études sont faites, les plans et devis sont établis, des arrangements sont pris pour le désensablement et la réalisation du projet semble n'être qu'une question de quelques semaines, lorsque, craignant des responsabilités qu'entraînerait pour eux la vente amiable d'une partie d'un héritage grevé de lourdes charges, les propriétaires des immeubles et terrains refusent de consentir à la vente amiable et demandent un délai suffisant pour procéder à une vente judiciaire, aux enchères publiques, au prix primitivement accepté par nous. Nous leur accordons le délai demandé, mais celui-ci écoulé, la vente n'a pas lieu ; il nous en est demandé un nouveau, que nous refusons, de nouveaux retards étant encore à prévoir, tandis que l'ensablement et les dégradations de la propriété vont augmentant, et, tout en diminuant la valeur de celle-ci, grèvent l'acquisition de frais de désensablement et de réfection de jour en jour plus considérables.

Le projet est dès lors abandonné et nous portons nos vues

sur une autre propriété, mieux située, non exposée aux ensablements et comprenant des constructions suffisantes pour qu'il n'y ait à prévoir que leur aménagement en vue de leur nouvelle destination. Seule la question du prix nous arrête et nous fait demander un délai d'option.

Cette propriété comprend plusieurs chalets et une cour-jardin avec quelques arbres. Ils sont bâtis sur un terrain de 1.400 mètres environ de surface, formant l'angle d'une rue et de l'esplanade longeant la mer.

La majeure partie de ces chalets est en façade de mer, l'autre en façade de rue orientée au Nord-Ouest avec vue oblique sur la mer ; l'un d'eux est en retrait derrière ceux-ci.

La façade sur mer est de 34 mètres, la façade sur rue de 42 mètres. Tous les chalets sont bâtis en brique cuite.

Sur leur façade sont des terrasses en ciment avec balustres de 3 mètres de largeur sur la mer et 2 mètres sur la rue.

La disposition est la même dans tous ces chalets et tous les parquets y sont au même niveau. L'intercommunication serait dès lors facile à établir et, par là, la création de salles assez vastes pour constituer des dortoirs de 10 à 20 lits et les moyens de faciliter la surveillance et le service seraient aisément réalisables.

Le rez-de-chaussée comprend des magasins, des remises, des écuries, des W.-C. pour le personnel de service.

L'entresol, formant l'étage garni des terrasses, comprend dans chacun des chalets un salon et une salle à manger, communiquant avec celui-ci par une cloison à parois mobiles, un couloir, un escalier, et, en arrière, une cuisine.

Dans 4 de ces chalets, le 1er étage se compose de trois chambres à coucher, W.-C. et salle de bains, couloir, escalier.

Au 2e étage sont trois chambres à coucher et un cabinet, servant aussi éventuellement de chambre à coucher.

Ils ont chacun deux cuisines (rez-de-chaussée et entresol) avec eau et gaz et monte-plat.

Dans les autres chalets, en façade de mer ou de rue (dits petits chalets), il y a, comme dans les grands, le salon et la salle à manger à l'entresol et trois chambres à coucher à chacun des étages, cuisine, W.-C.

Dans le chalet en arrière, une vaste pièce à destination d'atelier, remplace à l'entresol le salon et la salle à manger ; le nombre des pièces aux étages est le même que dans les précédents.

Les fenêtres donnant sur la mer sont doubles.

Tous les chalets sont pourvus d'eau de source, de gaz et de l'électricité.

Deux d'entre eux ont le chauffage central.

Trois ont des salles de bains installées.

L'ensemble comprend actuellement 78 chambres à coucher avec 100 lits, plus 25 pièces habitables dont 12 à usage actuel de salon, 12 à usage de salle à manger et une à usage d'atelier.

Le chalet en retrait serait affecté aux services administratifs, les autres au logement des malades.

Par l'intercommunication, facilement établie entre plusieurs d'entre eux, la substitution aux douze escaliers actuels de deux escaliers assez larges pour y transporter aisément un malade sur brancard ou sur gouttière et la suppression des corridors, on pourrait augmenter très notablement la contenance en lits.

Ainsi transformé, l'immeuble des chalets pourrait contenir 125 à 130 lits de malades avec le logement pour le personnel, réfectoires, salles de réunion, salles d'opérations et de pansement, grande terrasse pour cure d'air, écuries, remises et garage.

La réalisation de ce projet serait de nature à donner toute satisfaction au point de vue de l'installation des malades, mais il entraînerait des dépenses trop élevées si les prétentions actuelles étaient maintenues pour qu'il puisse y être donné suite, du moins quant à présent.

a)	Acquisition des immeubles (avec meubles dont une partie, literie surtout, utilisable).............	360.000 fr.
b)	Droits et frais (environ)........	30.000 fr.
c)	Dépenses d'adaptation à destination de Sanatorium, évaluées à.	80.000 fr. à 100.000 fr.
d)	Soit au total.......	470.000 fr. à 490.000 fr.

Soit 3.760 fr. à 3.920 fr. par lit environ (pour 125 lits).

A cette somme de 470.000 fr. à 490.000 fr. pour achat, transformation et mise en état des immeubles, il y aurait à ajouter, pour achat de matériel complémentaire de couchage et autres, de cuisine et de réfectoire et pour achat de linge et vêtements, ainsi que pour acquisition de mobilier de salles d'opérations, d'instruments de chirurgie et d'appareils hygiéniques, une somme de 500 fr. par lit environ, soit 70.000 fr. environ (pour 125 à 130 lits), soit donc au total une dépense à prévoir de 540.000 à 560.000 francs, dont il y aurait à défalquer jusqu'à présent la somme de 250 francs par lit promise par le Service de Santé de l'Armée, soit 32.000 fr. environ (de 31.250 francs pour 125 lits, à 32.500 francs pour 130 lits), soit au total 518.000 à 538.000 francs.

C'est donc sur une dépense de 525.000 francs environ, incombant à la Société, qu'il faut compter.

Pour le fonctionnement, le Service de Santé nous allouant une indemnité de 3 francs par homme et par journée d'hospitalisation, c'est une dépense de 2 francs en temps normal que nous avons à prévoir comme devant nous incomber, le prix de journée ne pouvant pas être estimé au-dessous de 5 francs, malgré le nombre important d'hospitalisés à envisager, en raison des appareils plâtrés et autres et des moyens de pansements dont il y a lieu de prévoir un large emploi. Ce prix doit même être évalué plus haut pendant la période actuelle.

Si donc cette charge restait tout entière à la Société, c'est sur une dépense moyenne de 160 à 200 francs par jour pour une moyenne de 80 à 100 malades qu'il y aurait à compter, soit dès lors sur une dépense de 4.800 à 6.000 francs par mois et de 57.600 à 72.000 francs par an.

Les services que rendrait cette formation justifient ces sacrifices. L'U. F. F. doit donc rechercher activement les concours nécessaires pour y faire face et organiser au plus tôt cet hôpital-sanatorium dont l'utilité est unanimement reconnue, ainsi qu'en témoignent des encouragements et subventions déjà obtenus pour sa fondation.

Quant à nous, nous nous y emploierons sans relâche.

Les conclusions sont adoptées en principe, mais l'acquisition ne sera réalisée qu'à un prix inférieur à celui demandé (1).

(1) Pendant que le Comité de Direction approuvait les conclusions de ce rapport, les circonstances de guerre compromettaient les communications avec

L'U. F. F. se préoccupe toutefois en même temps d'acquérir, en montagne ou en plaine, une propriété présentant toutes les conditions climatiques requises pour y hospitaliser les tuberculeux externes pouvant plus bénéficer de la cure solaire que de la cure marine ou atteints de manifestations, pulmonaires notamment, qui rendraient dangereuse la cure de Berck.

Les propriétés envisagées à ce point de vue sont situées, les unes en montagne, les autres en plaine ; l'une d'elles, étudiée primitivement pour en faire une colonie sanitaire d'éducation agricole pourrait utilement, en raison de son climat favorable à la cure solaire et de ses eaux minérales chlorurées, bromurées, iodurées devenir le siège d'un hôpital-sanatorium pour tuberculeux externes. M. le médecin-inspecteur, Dr Ch. Viry, qui l'a visité récemment, dit à son endroit dans son rapport :

. . . .

Les bâtiments sont situés au sommet d'un coteau qui s'abaisse assez brusquement du côté sud vers l'agglomération urbaine, dont ils sont séparés, par des plantations d'arbres et avec laquelle ils sont reliés par une route et un chemin plus direct, tandis que vers le nord et l'est s'étendent des champs dépourvus d'habitations faisant suite aux terrains de la propriété. Un pré de celle-ci est séparé du gros par une route. Il résulte de cette disposition que les bâtiments sont les derniers de l'agglomération urbaine dans la direction du nord. De tous côtés ils sont abrités par de beaux arbres.

. . . .

Le bâtiment principal est constitué par deux constructions, dites le *Vieux Château* et le *Château Neuf*.

Le *Vieux Château* porte au-dessus de sa porte les armes et le nom de TALLEYRAND-PÉRIGORD. C'est une construction solide aux murs épais, sans grand caractère architectural.

Berck et rendaient tous travaux impossibles, d'où un retard apporté à la continuation des pourparlers en vue de l'achat de la propriété, et d'installation du sanatorium.

Le *Château Neuf* est construit plus légèrement, a des murs moins épais, constitués cependant par des moellons. Sa façade en ciment, d'un décor fort lourd en dépit de la présence d'une tourelle, s'effrite ainsi que certains encadrements des fenêtres.

Les toitures des deux châteaux sont en bon état. L'intérieur des bâtiments et surtout celui du chateau neuf, est assez délabré.

A proximité est un chalet, construction assez légère.

Une petite construction, insuffisante pour y installer une buanderie collective, abrite le lavoir·

L'hôpital qui occupe actuellement ces immeubles comporte 154 lits.

En réservant le chalet pour le logement du personnel, en abattant des cloisons et en prélevant l'espace nécessaire pour un réfectoire et une salle de réunion on pourrait loger encore 120 hospitalisés au moins.

Les terrains semblent très aptes à la culture maraichère.

L'eau est celle de l'agglomération urbaine. Elle est très abondante et reconnue de bonne qualité. Il existe un puits qui donne une eau très abondante dont la qualité n'a pas été examinée au point de vue de l'utilisation pour la boisson.

Incompétent quant à l'expertise au point de vue de sa valeur et incapable d'apprécier si le prix demandé par le propriétaire est ou non acceptable, je dois cependant présenter les observations suivantes :

1° Il est probable que la Municipalité et la direction de l'établissement thermal, feraient des objections contre la réunion de tuberculeux à proximité de l'établissement même des bains.

De danger réel, il n'en existerait aucun et il serait possible de faire échec, au moins en partie, au préjugé, en interdisant aux hospitalisés l'accès de l'agglomération urbaine et en établissant l'entrée principale du sanatorium, non pas par le chemin qui relie les bâtiments à la ville, mais par la route qui coupe en deux la propriété entre le chalet et le pré.

2° Le Service de Santé occupe les lieux par réquisition. Il a donc le droit de ne les céder que six mois après la fin des hostilités.

Néanmoins, il résulte des renseignements qui m'ont été donnés à la Direction du Service de Santé de la 18e Région, que la cession à l'U. F. F., pour en faire un lieu d'asile et de cure pour militaires réformés, ne serait pas impossible, les questions administratives étant préalablement réglées.

3° Au cours de ma visite, j'ai pu constater que les lits provenant de l'hôtel étaient très peu nombreux et il m'a été affirmé par l'officier d'administration gestionnaire que le matériel, meubles et vaisselle, linge ayant cette provenance était pour ainsi dire insignifiant.

Avant la guerre les immeubles en question étaient aménagés en hôtel, qui se nommait « Hôtel du Château ».

Lorsque le Service de Santé a pris possession des lieux et du matériel de l'hôtel, il n'a été dressé, contrairement aux règlements, ni état des lieux ni inventaire régulier. La gérante de l'hôtel s'est retirée en octobre 1916, faisant valoir des réclamations dont la légitimité est examinée par le Service du Contentieux, de la Direction du Service de Santé et semblent ne pas devoir être toutes admises ; les choses se compliquent encore par le fait de la présence dans l'hôpital d'un entrepreneur pour l'alimentation, lequel utilise une partie du matériel de la cuisine de l'hôtel...

Toutes réserves faites, pour ce qui a trait au prix d'estimation de l'immeuble et du matériel, ma conclusion est qu'il serait facile d'organiser un centre d'instruction agricole dans la propriété visitée et que ce centre y serait placé dans d'excellentes conditions hygiéniques et d'installation.

Le Médecin-inspecteur,
Membre du Comité Consultatif délégué,

Dr Ch. VIRY.

Paris, 4 juin 1918.

Si je mentionne ici ce projet, bien qu'il soit de réalisation incertaine, en raison de l'hostilité que lui témoignent, nous dit-on, la municipalité et une partie de la population, c'est parce qu'il s'applique à une propriété pouvant convenir à deux des genres d'établissements envisagés, parce qu'il témoigne de nos intentions d'avoir, pour nos diverses catégories de malades, des établissements répondant aux diverses indications qui peuvent se présenter et non soumettre nos malades uniformément à une cure ne répondant qu'imparfaitement à celles-ci, enfin, parce que, si l'accord était fait sur les conditions d'achat et d'installation, nos ressources propres ou celles pouvant provenir d'allocation ou de subvention le permettant, il pourrait être réalisé dans un avenir prochain.

L'installation d'un établissement pour tuberculeux externes ne trouverait sans doute pas là l'opposition que redoute M. le Dr Viry pour une colonie sanitaire d'éducation agricole, puisqu'il y a déjà, dans cette station thermale, un établissement de ce genre pour les enfants. La question est néanmoins encore à résoudre.

Colonie Sanitaire d'Education Agricole

Le souci de mettre les malades traités dans les stations sanitaires et sanatoriums, dans lesquels leur état s'est franchement amélioré, à l'abri des rechutes et des récidives, en leur faisant adopter un genre de vie les éloignant des causes pouvant et devant fatalement provoquer celles-ci, nous a conduit à l'idée de créer pour eux des *Ecoles d'Education Agricole*, à désigner sous le nom, qui ne saurait les impressionner défavorablement, de : « Colonie sanitaire d'Education Agricole ».

Par là, nous entendons une institution spécialement destinée à éduquer ou rééduquer, sous une surveillance médicale et une direction technique et pratique, des réformés et réformables pour tuberculose, qui, comprenant les avantages de la vie rurale pour éviter aggravation, rechute ou récidive de leur maladie, doivent être instruits des travaux pouvant leur assurer largement à la campagne leur subsistance et celle de leurs familles, sans les obliger à des efforts et des fatigues excédant leurs moyens.

C'est à leur intention que nous avons soumis au Comité de Direction de l'U. F. F. la proposition de créer, pour nos réformés tuberculeux, les Colonies sanitaires d'éducation agricole.

« Les œuvres et les pouvoirs publics, disions-nous, se préoccupent, depuis longtemps déjà, du retour à la terre des mutilés.

Par leurs soins, sur divers points du territoire, des écoles spéciales sont organisées et fonctionnent avec succès, et l'expérience montre que 80 à 90 % des mutilés sont susceptibles de trouver dans les travaux agricoles des emplois assurant dans de bonnes conditions, leur existence et celles de leurs familles. C'est très encourageant.

Le service de la main-d'œuvre agricole a publié à leur intention un fascicule : « Les mutilés aux champs », bien fait pour les encourager et les guider. Il est, avec raison, répandu dans tous les hôpitaux, et il y est des plus utiles.

La Société des Agriculteurs de France a organisé pour eux un bureau spécial de placement : il fonctionne avec autant d'activité que de succès et rend les plus grands services.

Ce qui a été fait là pour les mutilés, il faut le faire pour les tuberculeux. Rien d'analogue n'a été spécialement créé pour eux et pourtant, on peut le dire, le tuberculeux n'a de chances sérieuses de guérison que s'il vit au grand air, loin des causes multiples de développement, de rechute ou de récidive de sa maladie, et ces causes, il les trouve réunies dans les villes, à l'atelier, à l'usine et au cabaret, dans le logement ouvrier urbain, généralement insuffisamment aéré et ensoleillé et trop souvent surpeuplé.

C'est à la campagne seulement qu'il peut trouver un travail en rapport avec son état, qui assurera son existence et celle des siens et sera sa sauvegarde.

Tels sont les motifs qui nous font considérer le retour à la vie rurale comme plus utile encore au tuberculeux qu'au mutilé, et me font préconiser pour eux la *« Colonie Sanitaire d'Education agricole »*, tout particulièrement.

Elle doit être le type du sanatorium, pour tous les cas qui

permettent d'associer dans la cure un certain degré de travail extérieur, avec l'aération continue, le repos et l'alimentation substantielle qui en restent la base. Les résultats de l'expérience tentée à Tonnay-Charente depuis 1913 le confirment et nous permettent de dire aujourd'hui en toute conviction que des institutions du même genre doivent être créées, non plus seulement comme celles-ci, pour les hommes en état d'imminence tuberculeuse, mais pour les tuberculeux curables en général et particulièrement pour des hommes qui, hospitalisés pendant un certain temps dans des stations sanitaires, se voient obligés, pour faire place à d'autres, d'en sortir très améliorés, curables, mais exposés à une rechute à peu près certaine si une vie hygiénique ne leur est pas assurée.

Or, cette vie hygiénique, ils ne peuvent la trouver qu'à la campagne, et ils ne peuvent vivre à la campagne qu'à la condition d'y trouver une existence facilement assurée par un travail n'excédant pas leur capacité physique, auquel ils auront préalablement été entraînés par une instruction et une éducation spéciales.

Ces idées, développées devant le Comité de l'U. F. F., étaient aussitôt acceptées avec leur conclusion logique : la mise immédiate à l'étude de la fondation d'une « Colonie d'Education Agricole », dont Tonnay-Charente pourrait nous offrir le modèle.

Aussitôt après, je recevais deux lettres de malades, bien faites pour nous confirmer dans nos convictions de la nécessité de cette fondation, l'une émanant d'un jeune soldat réformé que j'avais fait entrer, quelque temps auparavant, dans une station sanitaire. Il me disait :

« ...Me voici rentré du sanatorium depuis le 2 avril, avec
« une apparence physique excellente et mon poumon en
« bonne voie de cicatrisation. Le médecin du sanatorium
« m'a conseillé de continuer la vie au grand air, en me
« disant que je pouvais prétendre à occuper un poste dans
« une formation sanitaire quelconque pour tuberculeux...

« ...J'ai donc recours à vous, vous priant, si cela vous « est possible, de voir M. Brisac, Directeur de l'Hygiène au « Ministère de l'Intérieur, pour me faire rester à Mangini ; « j'accepterais un poste non rétribué, n'importe lequel...

« ...La possibilité d'admission dans un établissement « d'agriculture m'intéresserait aussi et bien d'autres comme « moi. Le retour à la terre bien compris pourrait sauver « beaucoup de tuberculeux...

« Si aucune de ces deux solutions n'est possible, je ne « vois pas pourquoi, alors que le nombre des réformés tuber- « culeux atteint une proportion fantastique, l'on dépense « des millions à améliorer leur santé, si c'est pour les laisser « retourner à la ville, foyer d'infection certain, qui les tuera « au bout d'un temps plus ou moins long... Dans ce cas, « je n'aurai qu'à reprendre mes occupations passées et je « suis certain d'une rechute plus ou moins proche...

« J. X. »

Ce que me disait M. J. X., un autre réformé, ayant appris que je me préoccupais de l'éducation agricole des militaires et réformés tuberculeux, me le disait quelques jours après dans des termes analogues, en exprimant son vif désir d'être admis dans un établissement rural d'assistance où, en même temps que lui seraient continués les soins dont il aurait encore besoin, il pourrait apprendre ce qui lui serait nécessaire pour prendre à la campagne une situation avantageuse que lui offrait un de ses amis. Il résumait ainsi sa situation :

« ...Les médecins de la station sanitaire d'où je sors « m'ont dit : « Vivez à la campagne, c'est votre sauvegarde. »

« Des amis habitant une de nos meilleures colonies me « disent : « Si tu connaissais un peu la culture, nous te « prendrions volontiers avec nous, et, sous notre climat, au « bon air, tu te rétablirais certainement tout en gagnant ta « vie. »

« N'y a-t-il donc pas d'établissements où tant de tuber-

« culeux comme moi, forcés de vivre à la campagne, peuvent « être instruits en même temps que soignés ? S'il en existe. « indiquez-les moi et accordez-moi votre protection pour y « être admis sans retard. »

J'ai pu faire donner asile à ce sujet, qui me paraît particulièrement intéressant, dans notre Colonie agricole de Tonnay-Charente, mais à titre exceptionnel. Il faut qu'il en soit autrement pour que tous nos tuberculeux quittant l'armée, sortant ou non des stations sanitaires, puissent trouver place dans des Colonies sanitaires d'éducation agricole, s'ils sont en état de fournir d'emblée un certain travail ; dans un sanatorium, avec travail agricole éventuel seulement, s'ils sont curables mais encore à surveiller de très près, comme doivent pouvoir trouver asile dans un hôpital sanitaire ceux qui sont trop malades pour être admis dans une de ces institutions ou rentrer dans leurs foyers.

C'est à constituer ce complément nécessaire d'assistance aux tuberculeux que l'U. F. F., adoptant nos propositions, va s'employer activement.

La belle œuvre de protection du Réformé n° 2 (P. R. 2) en a si bien compris l'utilité qu'elle m'a promis immédiatement son concours.

Celui du public nous viendra certainement, n'ignorant pas que le tuberculeux soigné et vivant de la vie qui lui convient, peut résister, mais ne peut généralement résister qu'à ce prix. Les pouvoirs publics ne peuvent non plus se désintéresser de la question, le tuberculeux ainsi traité constituant pour le Pays une force vive qui n'est pas négligeable, alors que, mal soigné, il est voué d'une manière à peu près certaine, à une mort plus ou moins prochaine, après avoir constitué, pendant des années le plus souvent, une charge et un danger pour la société.

Nul d'ailleurs ne le contestera, si le mutilé a droit à toute notre sollicitude, celui qui, sa santé perdue au service du Pays, est rayé des cadres de l'armée et réformé pour tuberculose, y a non moins droit, car il rentre au foyer, il ne faut pas l'oublier, avec une maladie à tendance progressive, le menaçant toujours de rechutes plus ou moins graves de ses manifestations, et il n'a même pas, comme celui-ci, la compensation de marcher dans la vie entouré de l'auréole de gloire qui ceint le front des blessés.

Dans la Colonie Sanitaire d'Education Agricole telle que nous la prévoyons, sous la surveillance immédiate du médecin et sous la direction technique d'un spécialiste, l'enseignement doit porter sur les quatre branches de la culture maraîchère (jardinage, culture florale, arboriculture et culture forcée) ; c'est dès lors celle que nous préconisons et comptons instituer et poursuivre.

C'est, en effet, la culture maraîchère et florale, l'arboriculture qui, demandant plus d'attention et de soins et moins d'efforts que la grande culture, convient plus particulièrement à cette catégorie de sujets, dont il faut ménager les forces, et c'est en même temps celle dont le rendement est le plus considérable.

A cette instruction se joindra notamment celle visant la conduite d'une petite exploitation rurale, l'organisation et l'entretien de la basse-cour, l'élevage et les soins des animaux, grands et petits, l'organisation et la surveillance des ruchers, des notions sur la vente et l'achat de denrées et objets divers, etc.

Pendant leur séjour, nos administrateurs et nos correspondants s'inquièteront de trouver, pour nos hospitalisés, les moyens pratiques de favoriser leur réinstallation, en s'adressant à l'initiative privée et aux pouvoirs publics, en établissant une entente et une collaboration avec les œuvres qui pratiquent le prêt d'honneur, ou qui fournissent les instruments de travail ou les subsides nécessaires au premier établissement, ou en contribuant au versement à faire pour leur permettre de bénéficier des avantages des caisses agricoles et de ceux de la loi sur la constitution du bien de famille. Enfin, ils veilleront à ce que, à sa sortie de la colonie, l'homme et sa famille soient mis sous la protection du comité local de notre association et de celle du Comité Départemental d'Assistance aux Anciens Militaires Tuberculeux, auquel nous donnons partout un concours actif.

Ainsi que nous l'avons établi dans nos études sur les Colonies Sanitaires Agricoles et que l'ont confirmé les résultats obtenus à Tonnay-Charente, c'est sous un climat doux, dans une région ensoleillée, sur des terres convenant aux cultures maraîchères, qu'il faut les établir ; c'est dès lors dans les régions de l'ouest et du sud-est, dans lesquelles nous voulions, dès avant la guerre, organiser de nouvelles colonies sanitaires agricoles du type Tonnay-Charente, que nous cherchons la propriété à aménager pour cette création, qui est appelée, nous n'en doutons pas, à rendre les plus grands services aux réformés, à leurs familles, et, par cela même, à la France.

Le budget de fonctionnement de cette institution peut être calculée approximativement d'après celui de Tonnay-Charente, en escomptant, d'une part, un peu plus de travail utile de la part des pensionnaires, mais d'autre part, un peu plus de frais pour leur éducation et leur entretien.

Les institutions pourraient être utilement, pour des raisons d'économie, placés à proximité de colonies agricoles du type Tonnay-Charente, pour hommes en état d'imminence tuberculeuse, et leur être administrativement associées. Elles le pourraient sans inconvénient et avec avantage, les hospitalisés des deux catégories présentant les mêmes indications au point de vue de l'hygiène et de la cure et devant être soumis à la même instruction et à des travaux analogues ; nous envisageons néanmoins quant à présent la a
possibilité de son installation dans les Basses-Pyrénées te
dans une localité où le climat et le sol conviendraient part du
culièrement à une création de ce genre et où pourraient t om-
particulièrement être soignés dans de bonnes conditions ui. à
malades atteints de manifestations internes et externe articu-
tuberculose (voir p. 77).

Hôtellerie sanitaire

PROJET PRÉSENTÉ AU COMITÉ DE DIRECTION. NOVEMBRE 1916

Où et comment héberger les militaires en congé, en situation de réforme temporaire ou les réformés pour tuberculose, en instance d'admission dans une *Station Sanitaire*, un *Hôpital* ou un *Sanatorium*, qui, si nombreux, viennent frapper à la porte des Sociétés d'Assistance Militaire ? Telle est l'angoissante question qui se pose tous les jours.

Malgré tout l'empressement mis à leur donner satisfaction, une attente parfois assez longue leur est imposée, en raison des formalités à remplir et assez souvent de l'insuffisance des places disponibles.

Ne pas donner ou indiquer un asile à ces malheureux est impossible ; les laisser se présenter dans les asiles de nuit ou autres refuges ; les laisser aller, s'ils ont quelques ressources, ou les envoyer, dans le cas contraire, avec un bon de logement, dans un hôtel quelconque, où ne sont prises aucune des précautions hygiéniques indispensables en pareil cas, c'est aider à la propagation de la tuberculose, sans faire œuvre vraiment utile pour le malade lui-même.

L'héberger dans une hôtellerie spéciale, sorte de Refuge Sanitaire d'attente, où il trouvera avec les quelques soins qui peuvent lui être nécessaires, les conditions hygiéniques qui assureront à lui-même le maximum de bien-être, compatible avec l'obligation de faire beaucoup avec le minimum de frais et, à ceux qui lui succéderont, le minimum de danger de contagion, c'est faire, au contraire, œuvre vraiment utile.

Ce sont là les raisons qui nous ont incité à demander, en décembre 1916, à l'U. F. F. de créer, à l'intention des tuberculeux militaires ou réformés, une *Hôtellerie Sanitaire* et qui ont décidé sa section anti-tuberculeuse et son Conseil d'administration à en adopter l'idée et à en poursuivre activement la réalisation, étant bien entendu : 1° Que cette fondation ne sera pas détournée de sa destination par le maintien trop prolongé de certains malades ; 2° Que le service de ceux-ci y sera fait par les infirmières hospitalières spécialisées de l'U. F. F. et que le service général y sera organisé comme dans nos autres formations sanitaires.

Dr P. Boulousmé.

Les membres du bureau du Comité central d'Assistance aux Anciens Militaires Tuberculeux et son secrétaire général, M. le professeur Letulle, en particulier, ainsi que le Directeur de l'Assistance et de l'Hygiène Publiques au Ministre de l'Intérieur, M. Brisac, ont donné leur entière approbation à cette fondation et, la considérant comme des plus utiles, lui ont assuré leur précieux concours. Le même accueil lui a été fait de toutes parts et, aussitôt annoncée, elle a été favorisée d'importantes souscriptions.

Des fondations analogues seraient évidemment très utiles dans toutes les grandes villes.

Il ne faudra pas oublier que l'Hôtellerie Sanitaire doit être, autant que possible, séparée des habitations voisines par des cours, jardins ou espaces libres ;

Qu'elle doit contenir 40 à 50 lits au moins, sous peine d'imposer des frais de fonctionnement trop élevés ;

Que son installation et son fonctionnement doivent être sensiblement les mêmes que ceux d'un sanatorium, sans que toutefois la discipline doive et puisse y être aussi sévère.

Enfin, que la direction, ne devant pas perdre de vue la destination spéciale de l'établissement, doit veiller à ce que de lieu d'*hébergement temporaire*, elle ne devienne pas hôpital, et qu'elle doit toujours s'assurer à l'entrée qu'une demande d'admission dans un sanatorium, ou station sanitaire ou un hôpital a été faite et se préoccuper de faciliter et hâter cette admission. Dès l'adoption, par le Comité de direction, du projet que nous lui soumettons, les démarches sont commencées pour la réalisation prochaine de ce projet, qui, à Paris surtout, présente un caractère d'urgence particulière.

Nous voudrions tout d'abord pour mettre l'hôtellerie dans les meilleures conditions hygiéniques au double point de vue des hébergés et de la population, l'installer sur les fortifications. Nous demandons dès lors à l'autorité militaire de mettre à notre disposition un des postes-casernes existant sur les bastions de celles-ci et, à défaut, tout autre établissement sous sa dépendance, pouvant nous convenir par sa situation et ses dispositions. Malgré l'assurance qui nous est donnée de l'intérêt porté à la réalisation de notre projet, considéré comme tel opportune et le bon vouloir de chacun, nous sommes finalement avisés qu'aucun local dépendant de l'autorité militaire n'est disponible.

Dirigeant ailleurs nos recherches, nous faisons choix d'une habitation très bien située de la banlieue parisienne, à St-Ouen, orientée au midi avec vue très étendue sur la façade principale, les deux façades latérales donnant, l'une sur un grand parc, l'autre, sur une place spacieuse plantée d'arbres, la façade postérieure seule donnant sur une rue. Le prix en est très abordable et, réparations faites, 40 à 45 lits de malades pourront y être installés dans de très bonnes conditions avec le personnel de service, le prix par lit paraissant devoir ressortir à moins de 3.000 francs.

Les autorités municipales ne voient pas d'un mauvais œil cette installation et nous promettent leur appui moral, le seul que nous leur demandions ; malheureusement, dans la rue sur laquelle donnent la porte d'entrée et les fenêtres de la façade postérieure, dont nous avions prévu, par mesure de précaution, de ne maintenir ouverte que la partie supérieure, existent des écoles dont la proximité fait, à notre grand regret, abandonner le projet.

Pendant ce temps un terrain, à Asnières, était mis généreusement à notre disposition par Mme Viville, membre de notre Société. Il se prête très bien à l'installation projetée, mais des difficultés concernant les titres de propriété nécessaires pour l'acte de donation surgissent et les mois d'attente se succèdent sans qu'aucun travail de construction puisse être entrepris et pendant ce temps le prix des matériaux et de la main-d'œuvre s'élève sans cesse.

Nous renouvelons dès lors la demande faite au gouvernement militaire de Paris et reprenons le projet d'établissement de l'hôtellerie sanitaire dans un des postes-casernes que nous supposons être devenu disponible. Après enquête et recherches faites avec le sincère désir de seconder nos efforts, l'autorité militaire nous fait savoir que, n'ayant pas de locaux à nous offrir, elle est prête à mettre à notre disposition un bastion sur lequel nous pourrons faire ériger les baraques ou bâtiments nécessaires et le service du génie pourra en exécuter les plans et en diriger l'exécution.

En prévision de la mise en possession du terrain d'Asnières, nous convenons de l'exécution d'une construction démontable en ciment armé, qui ultérieurement, pourrait y être transportée, et la chefferie du génie en dresse les plans — d'accord avec nous.

Au moment où vont être commencés les travaux, toutes les difficultés semblant levées et le terrain d'Asnières devenir la propriété de l'U. F. F., le projet d'établissement définitif de l'hôtellerie est repris ; l'architecte spécialement désigné pour en poursuivre l'exécution, M. Auburtin. la présente ment au point, mais le devis fait prévoir, en raison de la absolucherté de la construction à ce moment, des dépenses vraiment excessives qui obligent à en retarder l'exécution.

Décidé à ouvrir quand même au plus tôt l'hôtellerie sanitaire, le Comité de direction décide :

1° Qu'elle sera provisoirement installée, si elle peut l'être dans les mêmes conditions que sur les fortifications, et telle qu'elle avait été primitivement prévue pour être érigée sur celles-ci, sur le terrain d'Asnières, en un point où ces bâtiments se raccorderaient ultérieurement avec ceux à élever plus tard et se substitueraient au bâtiment sans étage prévu au plan pour abriter certains services généraux ;

2° Et pour le cas où l'exécution du projet envoyé entraînerait à des dépenses excédant les prévisions ou à de nouveaux retards trop prolongés, des recherches allaient être de nouveau entreprises, en vue d'une installation provisoire, dans un local en location.

Quoi qu'il en soit, il faut compter actuellement sur une dépense de construction de 70.000 à 75.000 francs pour la réalisation de ce programme réduit ou sur une dépense de location proportionnellement beaucoup plus élevée.

Ecole spéciale d'Infirmières anti-tuberculeuses

Les raisons qui avaient rendus à peu près vains nos efforts en vue de la création d'institutions anti-tuberculeuses avant la guerre, avaient créé la même situation pour ce qui concerne le recrutement d'infirmières spécialisées dans les soins à donner aux tuberculeux.

Depuis lors, le mouvement qui s'est produit, au cours de la guerre, en faveur de ceux-ci, l'habitude prise par beaucoup de jeunes femmes et de jeunes filles de fréquenter les hôpitaux et de braver les maladies contagieuses en observant les mesures d'hygiène voulues pour les éviter, a modifié la situation et, de jour en jour, nos infirmières répondent plus nombreuses à notre appel.

Leur nombre reste quand même insuffisant devant l'immensité de la tâche à remplir. Il faut de plus que, de ces auxiliaires indispensables dans la lutte anti-tuberculeuse, un certain nombre accepte éventuellement, comme elles le font toutes aujourd'hui pour secourir les blessés et malades des armées combattantes, de prêter, hors des localités qu'elles habitent, leur concours au fonctionnement des colonies sanitaires, des stations sanitaires, des sanatoriums, des hôpitaux spéciaux ou des dispensaires, et de répondre à l'appel que leur adresseront les Comités départementaux, l'Administration de l'Assistance et de l'Hygiène publiques, et parmi les œuvres privées elles-mêmes, celles qui présentent toutes garanties.

C'est pour instruire toute infirmière des connaissances anti-tuberculeuses nécessaires et pour recruter et instruire spécialement celles qui se destineraient particulièrement aux soins des tuberculeux, que nous organisons des cours spéciaux et que nous proposons la fondation d'une *école* dite « Ecole spéciale d'Infirmières Anti-Tuberculeuses », dans les conditions indiquées dans le rapport ci-après, dont les conclusions sont adoptées par le Comité de direction.

Création d'une Ecole spéciale d'Infirmières anti-tuberculeuses

Rapport et Projet

La guerre a produit dans les esprits, les habitudes et les situations, des changements qu'il faut adapter pour le présent et pour l'avenir, aux nécessités qu'elle a créées.

Parmi celles-ci, l'urgence de l'organisation complète des soins à donner aux tuberculeux et des moyens à opposer à la propagation de la tuberculose est indéniable ; de même l'apparaissent deux questions, dont la solution peut grandement aider au fonctionnement des organisations à créer ou à développer pour cet objet : la nécessité de prévoir pour une certaine catégorie de jeunes femmes et de jeunes filles, des situations honorables leur permettant de subvenir à leurs besoins et l'intérêt majeur qui s'attache à ne pas laisser s'éteindre, chez un grand nombre d'entre elles, la flamme généreuse qui s'est allumée dans leur cœur au cours de la guerre, et les a portées à se consacrer aux soins des malades et des blessés avec un dévouement que l'expérience a rendu de jour en jour plus efficace.

Pour suffire à la tâche qu'impose la lutte contre la tuberculose, il faut un personnel nombreux, instruit, dévoué.

L'U. F. F. peut le trouver parmi ses infirmières, mais en partie seulement. Il faut le compléter largement, et pour cela, prévoir les organisations nécessaires.

De quelque provenance que soient ces nouvelles recrues de l'armée antituberculeuse à créer, il faut qu'elles reçoivent une instruction spéciale, complète, en rapport avec l'importance de leur rôle, et que cette instruction soit technique et pratique, au triple point de vue médical, administratif et social.

Il ne suffit pas, chacun doit en être bien convaincu, pour acquérir les connaissances qu'elle comporte, de suivre quelques cours, de faire un vague stage hospitalier et d'apprendre par cœur les pages d'un manuel qu'on récitera ensuite aux examens. Il faut que toutes les matières contenues dans le programme d'enseignement soient parfaitement connues et que les applications pratiques des connaissances théoriques soient, par la fréquentation des malades, à l'hôpital, au dispensaire, à domicile, devenues si familières que l'infirmière les fasse ou les conseille, non seulement sans hésitation ni tâtonnement, mais encore avec une autorité qui les impose. A l'action matérielle se joint ainsi l'influence morale qui porte dans l'esprit du malade la confiance et la conviction, qui à leur tour commandent l'obéissance.

Pour cela il faut du temps, et du temps bien employé. Ceux qui ont charge d'organiser l'enseignement et qui savent qu'il faut avoir vu, appris et fait plusieurs fois une chose pour qu'elle ne soit pas vite oubliée et que la solution à toute question qui se pose soit trouvée rapidement, automatiquement même dans les cas courants, ne doivent pas le dissimuler aux élèves. Ils doivent, par contre, se préoccuper de la compensation à donner à l'effort demandé.

Cette compensation, l'élève, devenue infirmière, doit la trouver dans la considération dont elle sera entourée et les ressources que pourra lui fournir sa situation.

Jusqu'à ce jour, il n'y a guère eu en France qu'un très petit nombre d'institutions analogues à celles des nurses anglaises. Tout au plus, peut-on compter comme telles l'Ecole du Tondu, à Bordeaux ; l'Ecole de Melle Chaptal, à Paris ; l'Ecole des Infirmières-Visiteuses ; l'Ecole de la Glacière ; et rares sont encore les jeunes filles qui se destinent professionnellement aux soins aux malades.

Beaucoup de jeunes filles, qui pourraient cependant trouver dans la profession de garde-malade une situation lucrative et honorée, ne l'ont pas embrassée, le titre de garde-malade étant jusqu'à présent peu envié, par cela même qu'il n'implique pas une valeur technique et morale incontestable.

Quelques-unes, instruites dans ces écoles en vue de la surveillance des tuberculeux, s'y sont vouées depuis, mais leur nombre est encore beaucoup trop restreint. Il est à souhaiter qu'il en soit autrement dans l'avenir, mais il ne semble pas quand même que, quant à présent du moins, l'U. F. F. doive revenir sur sa décision antérieure de ne pas former de « garde-malades » qui, une fois munies de leur diplôme, échapperaient à sa surveillance et à son autorité et dont quelques-unes pourraient compromettre sa réputation.

Par contre, il paraîtrait utile que notre Société, désirant ardemment orienter son effort vers la lutte contre la tuberculose, eut une section spéciale d'infirmières anti-tuberculeuses, avec lesquelles elle resterait en rapport comme avec ses infirmières hospitalières actuelles.

N'admettant que des personnes honorables, ne donnant son investiture qu'à celles qui en seraient vraiment dignes par leur savoir et leur tenue, elle appellerait à elle certainement, grâce à sa légitime notoriété, un assez grand nombre de jeunes filles ou jeunes femmes, qui trouveraient là une situation en rapport avec leurs goûts et leurs aspirations et qui leur procurerait le moyen de vivre honorablement du fruit de leur travail.

L'U. F. F. rendrait ainsi un incontestable service aux malades et à la Société en général, en même temps qu'à une catégorie très intéressante de personnes que la réduction des ressources causée par la guerre obligera à travailler pour vivre.

Dans ce but, elle a organisé un enseignement spécial constitué par des cours et stages à l'usage de ses infirmières et en même temps aux personnes ne possédant pas ce titre, mais désirant s'instruire spécialement des soins à donner aux tuberculeux.

Les études indispensables pour arriver à être une bonne infirmière anti-tuberculeuse étant forcément d'assez longue durée et imposant dès lors des sacrifices de temps et d'argent exagérés pour certaines des aspirantes, la société doit chercher à les réduire dans la mesure compatible avec ses ressources et avec les nécessités, surtout pour les élèves ne vivant pas dans leur famille.

Six à quinze mois d'études, suivant qu'il s'agit d'infirmières ou de simples aspirantes, paraissent être le minimum de temps nécessaire.

Ce serait dès lors pour nous un devoir de nous assurer, particulièrement pour celles de nos élèves n'habitant pas Paris, des logements convenables, bien tenus et surveillés, avec pension au prix le plus modéré ; mais, il serait plus intéressant encore de poursuivre à leur intention la création d'un établissement qui serait en même temps une école ménagère spéciale. Les élèves y seraient chargées tour à tour des divers services, approvisionnement, cuisine, lingerie, tenue de la maison au point de vue économique et hygiénique, et y recevraient ainsi, avec l'instruction nécessaire pour les soins hygiéniques, diététiques et autres, à donner au tuberculeux, une éducation pratique qui leur serait des plus utiles dans leurs fonctions ultérieures, comme dans la vie courante.

Elles y seraient admises, les unes comme internes, les autres commes externes. En même temps qu'elles y suivraient des cours, complétés par des conférences et répétitions et des exercices pratiques, elles y apprendraient pratiquement le nettoyage et l'entretien hygiénique des chambres et logements et des objets mobiliers, la composition des régimes suivant la valeur alimentaire et la digestibilité des aliments, la manière de les préparer et de les présenter, la tenue d'une maison et d'une habitation collective, telle que doit être celle d'une maison ou d'un établissement dans lesquels doivent être observées toutes les règles de l'hygiène. En un mot, elles se familiariseraient ainsi par la pratique avec les notions d'hygiène individuelle et collective dont elles auraient plus tard à faire ou à imposer l'application chez les malades confiés à leurs soins.

L'établissement, bien dirigé dans ce sens, présenterait en même temps pour les élèves l'avantage de les maintemir elles-mêmes dans les meilleures conditions hygiéniques pendant toute la durée de leur scolarité.

Pour créer cet enseignement et fonder cette école, il faudrait d'une part s'assurer le concours de personnes compétentes et dévouées pour sa direction et sa surveillance et, d'autre part, constituer un fonds spécial, en vue duquel on pourrait solliciter le concours des pouvoirs publics, des administrations et des groupements s'intéressant spécialement à la lutte antituberculeuse. Il serait même à souhaiter que ce fonds, ou les souscriptions renouvelables qui pourraient être obtenues, fussent

NSES

DI	BOURSEMENT PAR		Dépenses de fonctionnement restant a la charge de l'U. F. F. *tous les lits étant supposés occupés* (1		
	Ministère de l'Intérieur	Divers	Par jour a) par unité b) pour l'ensemble	Par mois	Par an
Colonie Ton	—	—	a) 1 80 b) 93 60	2.847 00	34.164 00
Stations	3 fr. 75	—	a) 1 25 b) 100 00	3.041 00	36.500 00
Mon			a) 3 45 b) 276 00	8.395 00	100.740 00
Men	4 fr.	—	a) 1 25 b) 76 25	2.319 27	27.831 00
Tax	4 fr.	—	a) 1 25 b) 56 25	1.710 90	20.531 00
Hôpital			a) 2 35	[illegible]	[illegible]

ÉTABLISSEMENTS ANTITUBERCULEUX

TABLEAU DES DÉPENSES

DÉSIGNATION DES LOCAUX	DÉPENSES PRÉVUES DE PREMIER ÉTABLISSEMENT A LA CHARGE DE L'*Union des Femmes de France*		AGRANDISSEMENTS PROJETÉS	NOMBRE DE LITS	PRIX DE JOURNÉE	REMBOURSEMENT PAR			DÉPENSES DE FO[illegible] RESTANT A LA CHAR[illegible] *tous les lits étant su*[illegible]	
	a) Achat	b) Adaptation				Service de Santé	Ministère de l'Intérieur	Divers	Par jour a) par unité b) pour l'ensemble	Par [illegible]
Colonie sanitaire agricole : Tonnay-Charente. . . .	Propriété de l'U. F. F.	Réalisée déjà par U. F. F.	Voir ci-dessous (Sanatorium annexe)	52	4,80	3 fr.	—	—	a) 1 80 b) 93 60	2,847
Stations sanitaires : Monbran.	Propriété départementale	Réalisée par Ministère Intérieur	Plus tard (Sanatorium annexe)	80	Normal 5.00 Actuel 7.20	—	3 fr. 75	—	a) 1 25 b) 100 00 a) 3 45 b) 276 00	3,041 8,395
Menton	Propriété offerte par la "Maison Russe"	Id.	—	61	5,25	—	4 fr.	—	a) 1 25 b) 76 25	2,319
Taxil	Propriété départementale	Id.	Se prêterait à établissement de Colonie agricole, à prévoir.	45	5,25	—	4 fr.	—	a) 1 25 b) 56 25	1,710
Hôpital sanitaire : Rompsay.	Propriété particulière prêtée à l'U. F. F.	Réalisée déjà par U. F. F.	—	50	4,35	2 fr.	—	—	a) 2 35 b) 117 50	3,573
Hôpital-sanatorium : Berck	360.000 fr. (Achat et frais à ajouter)	80.000 fr.	—	125	Evalué à 5.00	3 fr.	—	—	a) 2 00 b) 250 00	7,604
Sanatorium : (Hautes-Alpes	240.000 fr. (Sur 350.000 fr. prix d'achat et 150.000 fr. frais d'adaptation. 2 000 fr. par lit devant être fournis par le Ministère de l'Intérieur.)	150.000 fr.	—	130	Evalué à 5.00	—	3 fr. 75	—	a) 1 25 b) 162 50	4,942
Hôtellerie sanitaire : Asnières.	75.000 fr. pour construction actuelle plus, en prévision 150.000 f. pour construction ultérieure.	—	150.000 fr.	40	Evalué à 6.00	—	—	3 fr.	a) 3 00 b) 120 00	3,650
Colonie sanitaire d'éducation agricole :	360.000 fr.	40.000 fr.	—	110	Evalué à 4.80	—	—	3 fr.	a) 1 80 b) 198 00	6,022
Tonnay-Charente annexe :	65.000 fr. (Château des [illegible]	10.000 fr.	Pavillon annexe du château	20	Evalué à 4.80	3 fr.	—	—	a) 1 80 b) [illegible]	1,095

ÉTABLISSEMENTS ANTITUBERCULEUX

TABLEAU DES DÉPENSES

…NATION DES …AUX	Dépenses prévues de premier établissement à la charge de l'*Union des Femmes de France* a) Achat	b) Adaptation	Agrandissements projetés	Nombre de lits	Prix de journée	Remboursement par Service de Santé	Ministère de l'Intérieur	Divers	Dépenses de fonctionnement restant à la charge de l'U. F. F. *tous les lits étant supposés occupés* Par jour a) par unité b) pour l'ensemble	Par mois	Par an
…taire agricole : …CHARENTE. . . .	Propriété de l'U. F. F.	Réalisée déjà par U. F. F.	Voir ci-dessous (Sanatorium annexe)	52	4.80	3 fr.	—	—	a) 1 80 b) 93 60	2,847 00	34,164 00
…itaires : …N.	Propriété départementale	Réalisée par Ministère Intérieur	Plus tard (Sanatorium annexe)	80	Normal 5.00 Actuel 7.20	—	3 fr. 75	—	a) 1 25 b) 100 00 a) 3 45 b) 276 00	3,041 00 8,395 00	36,500 00 100,740 00
. . . .	Propriété offerte par la " Maison Russe "	Id.	—	61	5.25	—	4 fr.	—	a) 1 25 b) 76 25	2,319 27	27,831 00
. . . .	Propriété départementale	Id	Se prêterait à établissement de Colonie agricole, à prévoir.	45	5.25	—	4 fr.	—	a) 1 25 b) 56 25	1,710 90	20,531 00
…taire : …Y.	Propriété particulière prêtée à l'U. F. F.	Réalisée déjà par U. F. F.	—	50	4.35	2 fr.	—	—	a) 2 35 b) 117 50	3,573 96	42,887 50
…atorium :	300.000 fr. (Achat et frais à ajouter)	80,000 fr.	—	125	Evalué à 5.00	3 fr.	—	—	a) 2 00 b) 250 00	7,604 00	91,250 00
… : …-ALPES	240.000 fr. (Sur 350.000 fr. prix d'achat et 150.000 fr. frais d'adaptation. 2 000 fr. par lit devant être fournis par le Ministère de l'Intérieur.)	150,000 fr.	—	130	Evalué à 5.00	—	3 fr. 75	—	a) 1 25 b) 162 50	4,942 70	59,312 50
…anitaire : …S.	75.000 fr. * pour construction actuelle plus, en prévision 150.000 f. pour construction ultérieure.	—	150,000 fr.	40	Evalué à 6.00	—	—	3 fr.	a) 3 00 b) 120 00	3,650 00	43,800 00
…itaire d'éduca- …cole :	360.000 fr.	40,000 fr.	—	110	Evalué à 4.80	—	—	3 fr.	a) 1 80 b) 198 00	6,022 50	72,270 00
…arente annexe :	65.000 fr. [illegible]	10,000 fr.	Pavillon annexe du château	20	Evalué à 4.80	3 fr.	—	—	a) 1 80 [illegible]	1,095 00	13,140 00

Stations sanitaires : MONBRAN	Propriété départementale	Réalisée par Ministère Intérieur	Plus tard (Sanatorium annexe)	80	Normal 5.00 Actuel 7.20	—	3 fr. 75	—	a) 1 25 b) 100 00 a) 3 45 b) 276 00	3.041 8.395
MENTON	Propriété offerte par la " Maison Russe "	Id.	—	61	5.25	—	4 fr.	—	a) 1 25 b) 76 25	2.319
TAXIL	Propriété départementale	Id.	Se prêterait à établissement de Colonie agricole, à prévoir.	45	5.25	—	4 fr.	—	a) 1 25 b) 56 25	1.710
Hôpital sanitaire : ROMPSAY	Propriété particulière prêtée à l'U. F. F.	Réalisée déjà par U. F. F.	—	50	4.35	2 fr.	—	—	a) 2 35 b) 117 50	3.573
Hôpital-sanatorium : BERCK	360.000 fr. Achat et frais à ajouter	80.000 fr.	—	125	Evalué à 5.00	3 fr.	—	—	a) 2 00 b) 250 00	7.604
Sanatorium : (HAUTES-ALPES	240.000 fr. Sur 350.000 fr. prix d'achat et 150.000 fr. frais d'adaptation, 2 000 fr. par lit devant être fournis par le Ministère de l'Intérieur.)	150.000 fr.	—	130	Evalué à 5.00	—	3 fr. 75	—	a) 1 25 b) 162 50	4.942
Hôtellerie sanitaire : ASNIÈRES	75.000 fr. pour construction actuelle plus, en prévision 150 000 f. pour construction ultérieure.	—	150.000 fr.	40	Evalué à 6.00	—	—	3 fr.	a) 3 00 b) 120 00	3.650
Colonie sanitaire d'éducation agricole :	360.000 fr.	40.000 fr.	—	110	Evalué à 4.80	—	—	3 fr.	a) 1 80 b) 198 00	6.022
Tonnay-Charente annexe :	65.000 fr. (Château des Capucins)	10.000 fr.	Pavillon annexe du château 200.000 fr.	20	Evalué à 4.80	3 fr.	—	—	a) 1 80 b) 36 00	1.095
Ecole spéciale d'Infirmières :	évalués à 350.000 fr. environ		—	40	6.00	—	—	3 fr.	a) 3 00 b) 120 00	3.650
	1.400.000 fr. Total 1.680.000 fr. (soit en moyenne 3.800 fr. environ par lit pour 465 lits).	280.000 fr.	350.000 fr.	773					a) 24 20 b) 1.606 40	48.851
Dispensaires :	Leur nombre toujours croissant et les conditions variées de leur fonctionnement ne permettront pas d'établir un chiffre de dépense ce tableau, mais il est loin d'être négligeable.									

(1) Ces chiffres représentant les dépenses qui incomberaient à l'Union des Femmes de France au cas où tous les lits de ces établissements seraient occup l'année, sont des maxima. Pratiquement, ils sont à diminuer sensiblement si, comme il est dans les prévisions, le nombre de lits occupés est sensiblement des 2 3 et les 3/4. La dépense proportionnelle restant celle qui est prévue, la dépense totale serait moindre que si les établissements fonctionnaient à plein. Le prix de jo lisation augmenterait, au contraire, en sens inverse de la diminution du nombre des hospitalisés au-dessous de cette proportion, mais la dépense totale serait quand

es :	Propriété départementale	Réalisée par Ministère Intérieur	Plus tard (Sanatorium annexe)	80	Normal 5.00 Actuel 7.20	—	3 fr. 75	—	a) 1 25 b) 100 00	3,041 00	36,500 00
									a) 3 45 b) 276 00	8,395 00	100,740 00
. . . .	Propriété offerte par la " Maison Russe "	Id.	—	61	5.25	—	4 fr.	—	a) 1 25 b) 76 25	2,319 27	27,831 00
. . . .	Propriété départementale	Id.	Se prêterait à établissement de Colonie agricole, à prévoir.	45	5.25	—	4 fr.	—	a) 1 25 b) 56 25	1,710 90	20,531 00
:	Propriété particulière prêtée à l'U. F. F.	Réalisée déjà par U. F. F.	—	50	4.35	2 fr.	—	—	a) 2 35 b) 117 50	3,573 96	42,887 50
am :	360.000 fr. Achat et frais à ajouter)	80.000 fr.	—	125	Evalué à 5.00	3 fr.	—	—	a) 2 00 b) 250 00	7,604 00	91,250 00
es	240.000 fr. Sur 350.000 fr. prix d'achat et 150.000 fr. frais d'adaptation, 2 000 fr. par lit devant être fournis par le Ministère de l'Intérieur.)	150.000 fr.	—	130	Evalué à 5.00	—	3 fr. 75	—	a) 1 25 b) 162 50	4,942 70	59,312 50
ire :	75.000 fr. pour construction actuelle plus, en prévision 150.000 f. pour construction ultérieure.	—	150.000 fr.	40	Evalué à 6.00	—	—	3 fr.	a) 3 00 b) 120 00	3,650 00	43,800 00
e d'éduca-	360.000 fr.	40.000 fr.	—	110	Evalué à 4.80	—	—	3 fr.	a) 1 80 b) 198 00	6,022 50	72,270 00
e annexe :	65.000 fr. (Château des Capucins)	40.000 fr.	Pavillon annexe du château 200.000 fr.	20	Evalué à 4.80	3 fr.	—	—	a) 1 80 b) 36 00	1,095 00	13,140 00
infirmières :	évalués à 350.000 fr. environ		—	40	6.00	—	—	3 fr.	a) 3 00 b) 120 00	3,650 00	43 800 00
	1.400.000 fr.	280.000 fr.	350.000 fr.	773					a) 24 20 b) 1.606 10	48,851 33	586,226 00

Total 1.080.000 fr.

(soit en moyenne 3.800 fr. environ par lit pour 465 lits).

Leur nombre toujours croissant et les conditions variées de leur fonctionnement ne permettront pas d'établir un chiffre de dépenses à porter sur ce tableau, mais il est loin d'être négligeable.

s représentant les dépenses qui incomberaient à l'Union des Femmes de France au cas où tous les lits de ces établissements seraient occupés pendant toute axima. Pratiquement, ils sont à diminuer sensiblement si, comme il est dans les prévisions, le nombre de lits occupés est sensiblement des 2/3 ou entre les 2/3 e proportionnelle restant celle qui est prévue, la dépense totale serait moindre que si les établissements fonctionnaient à plein. Le prix de journée d'hospita- t, au contraire, en sens inverse de la diminution du nombre des hospitalisés au-dessous de cette proportion, mais la dépense totale serait quand même moindre.

assez importants pour qu'éventuellement des 1/2 ou des 1/4 de bourse puissent être attribuées aux élèves dont les ressources seraient insuffisantes et qui seraient reconnues des plus méritantes.

D'autre part, il y aurait à rechercher les moyens d'établir une entente avec les écoles et organisations existantes, afin de ne porter aucune atteinte aux droits acquis, de multiplier les facilités d'instruction et, par cela même, d'augmenter le nombre des futures infirmières antituberculeuses.

Paris, 16 avril 1918. Dr P. Boulouvrié.

Ce projet, qui a reçu l'approbation du professeur Letulle et du Comité de Direction de l'U. F. F., sera mis à exécution dès qu'auront été réunies les ressources nécessaires.

Le devis concernant l'école ne peut être encore précisé, mais on peut dès à présent établir qu'il y a lieu d'envisager :

L'achat ou la location d'un immeuble pouvant contenir 30-40 internes, plus le personnel de direction et de service, avec : Salle de réunion pour classes et démonstrations, salles d'études et de laboratoires ; Installations pour désinfection pratique du linge, de la vaisselle, des crachoirs ;

Dortoirs avec cloisonnements formant boxes et chambres séparées, réfectoire, petit salon ;

Cuisine, dépense et office, avec installations permettant des leçons pratiques de cuisine individuelle et collective, courante et de régime, confection des confitures, sirops, tisanes, etc. ;

Cave et office, permettant la démonstration et la pratique de la conservation des approvisionnements, légumes et fruits en particulier.

Il y a dès lors à prévoir une dépense d'achat de 300.000 à 400.000 francs, ou de location de 15.000 à 20.000 francs, plus une dépense moyenne de 6 francs par journée d'élève interne, dont il y aura lieu de défalquer le prix de pension prévu, pour frais de séjour et d'études, à 3 francs, soit de 3 francs par journée d'élève à la charge de la Société.

POST SCRIPTUM

De cet ensemble d'institutions anti-tuberculeuses prévues, dont le principe est unanimement approuvé et dont la réalisation est poursuivie sans relâche par l'U. F. F. trois sont en voie d'exécution, depuis l'époque où le mémoire demandé par la Croix-Rouge américaine lui a été soumis avril 1918 : la *Colonie sanitaire d'éducation agricole*, l'*Hôpital-Sanatorium de Berck*, l'*Hotellerie sanitaire.*

Colonie Sanitaire d'Education Agricole

La Colonie sanitaire d'éducation agricole sera annexée à la colonie sanitaire déjà existante de Tonnay-Charente, tout en assurant la séparation des deux catégories de malades admis dans les deux établissements. Laissant à la colonie primitive sa destination d'origine, les *militaires* en imminence de tuberculose, elle recevra des exemptés, des réformés ou des libérés du service militaire, c'est-à-dire des *civils*, choisis particulièrement parmi ceux qui, sortant améliorés déjà par un séjour dans une station sanitaire ou un sanatorium, voudront, tout en bénéficiant d'une prolongation de cure et d'une surveillance médicale, se soumettre à un entraînement progressif et acquérir une instruction agricole théorique et pratique devant leur assurer plus tard, à la campagne, une existence hygiénique constituant pour eux la meilleure des garanties contre les rechutes et les récidives qui les guetteraient à la ville.

Les installations prévues, auxquelles nous emploierons

la somme de 65.000 francs, qui nous a été généreusement offerte par la Croix-Rouge américaine, et celle de 23.000 fr. antérieurement reçus de Winipeg pour cet objet, plus ce qui pourra être nécessaire, feront de la propriété, mitoyenne du château, que nous venons d'acheter, un établissement des plus intéressants et de gestion relativement économique. Les services généraux déjà existants : surveillance et soins médicaux, administration, économat, cuisine, désinfection, instruction agricole, seront communs ; les dortoirs, galerie de cure, réfectoire, salle de réunion, jardin, seront distincts. L'intercommunication n'existera quepour le personnel médical et administratif seulement, à l'exclusion des hospitalisés. Les dispositions prises permettent qu'il en soit ainsi.

La nouvelle acquisition, en vue de laquelle nous a été fait le don de 65.000 francs, après visite des lieux et constatation des résultats obtenus à la colonie du château, par la Commission de la Croix-Rouge américaine, nous donne la possibilité de recevoir là 40 hospitalisés, plus le personnel de service nécessaire et, par l'adjonction de baraquements que nous possédons et y ferons transporter, d'installer à portée des bâtiments existants et en communication couverte avec eux, la galerie de cure, une galerie couverte, le réfectoire, la salle de réunion.

Le jardin pour culture, maraichère, à la disposition des malades sera de 3 hectares environ, séparé en deux parties par un jardin d'agrément et une futaie sous laquelle pourra se faire, en été, la cure de repos sous bois.

L'intérêt de cette fondation réside en particulier dans les considérations suivantes :

Il faut, pour assurer leur avenir, amener ou ramener autant que possible les tuberculeux à la vie rurale. Les tuberculeux chez qui des accidents antérieurs ont fait naitre des craintes pour leur existence se plient plus facilement aux exigences de la cure de repos et travail que les imminents, plus insouciants et moins préoccupés d'un état dont ils ne veulent pas voir la gravité s'il n'est soigné à temps et comme il convient ; on peut donc espérer qu'ils s'y soumettront.

Il est d'ailleurs très bon d'avoir sous la main deux établissements pouvant recevoir des malades à des degrés différents de la maladie, et de pouvoir faire passer éventuellement les hospitalisés de l'un dans l'autre suivant leur état et leur situation.

La lettre ci-dessous, absolument confirmative de mes dires que m'écrivait M. le Dr Davrinche vaut d'être publiée ici :

Quant à la catégorie des malades à admettre, je crois qu'il y aurait grand intérêt à recruter plus spécialement des tuberculeux curables, même ouverts, chez lesquels la cure de travail bien dirigée produit des résultats si intéressants. X... est pour moi un exemple de plus, tout à fait démonstratif :

C'est un garçon vraiment digne d'intérêt et intelligent, qui a eu le bon esprit de comprendre qu'une seule voie lui était ouverte pour arriver à vivre avec les moyens physiques restreints dont il dispose maintenant. Ainsi que je vous l'ai déjà signalé, il s'est amélioré ici d'une façon très notable, même au point de vue des signes physiques, et pourtant c'était un malade sub-fébrile avec lésions ouvertes. Or, la cure de travail étroitement surveillée a amené chez lui une stabilisation thermique que ne lui avaient pas procurée dix-huit mois de cure sanatoriale au repos absolu.

Les obstacles multiples qui s'opposent au recrutement régulier des « imminents » joints à la résistance que ces malades venus chez nous par ordre et non sur leur demande, apportent parfois à l'observation stricte d'une règle de cure qui paraît pénible à certains d'entre eux, m'ont amené à penser qu'il serait préférable que cet élément ne constitue pas la majorité de notre effectif.

J'ai toujours vu que l'on obtenait des résultats plus appréciables avec des malades qui ont conscience du danger qu'ils peuvent courir en ne se soignant pas qu'avec ceux qui estiment que leur état ne comporte pas les quelques sacrifices que nous sommes obligés de leur demander, pour que leur cure soit sérieuse et profitable. Parmi ces sacrifices, celui qui leur coûte le plus est l'abandon d'un peu de leur liberté, ainsi que la privation des sorties libres, auxquelles ils étaient généralement habitués dans les autres hôpitaux.

Si on se place maintenant au point de vue de l'orientation agricole ultérieure de nos malades, je puis dire que depuis trois ans je ne connais aucun exemple d' « imminent » ayant abandonné sa profession urbaine ou ayant projeté de le faire après sa démobilisation. Tandis que nous avons eu plusieurs malades, anciens évolutifs, à lésions actuellement inactives, qui, une fois réformés, ont fait le sacrifice de leur profession antérieure pour aller vitre à la campagne.

Je vous dis très sincèrement mes impressions à ce sujet, ainsi que vous me l'avez demandé, tout en vous affirmant ma conviction de plus en plus ferme que le travail gradué, associé au repos, constitue, selon moi, un des éléments les plus efficaces de la cure sanatoriale.

M. le Directeur de l'Assistance et de l'Hygiène publiques au ministère de l'Intérieur nous assure son concours pour notre colonie sanitaire d'éducation agricole comme pour nos autres fondations anti-tuberculeuses, stations sanitaires ou sanatoriums. Il ne doute pas plus que nous-mêmes des services qu'elle pourra rendre.

Hôpital-Sanatorium de Berck-Plage

La dépense d'installation prévue (page 171) pour l'hôpital-sanatorium de Berck n'ayant pas pu être réduite à la valeur réelle des immeubles envisagés, en même temps qu'au chiffre limité de nos possibilités budgétaires, nous avons, aussitôt que l'ont permis les circonstances, recommencé nos recherches et nos démarches et après avoir vainement tenté d'obtenir du service de santé qu'il voulut bien nous abandonner un des établissements transformés par lui en hôpitaux temporaires à peu près complètement inoccupés à ce moment (Hôtel de Russie, remise, Pavillon Calot, polyclinique notamment), nous avons, dès qu'il a été désaffecté, jeté notre dévolu sur l'un d'eux, en façade de mer, l'Hôtel de France et les Bains.

Nos services vont y être installés aussitôt que seront terminées les quelques réparations nécessaires, incombant, les unes au propriétaire, les autres au locataire dont nous prenons la suite.

Ce n'est plus un achat, comme nous l'avions prévu, mais une location que nous faisons là. L'inconvénient en est compensé par un avantage dans les circonstances actuelles : le service de santé de l'armée, ayant reconnu la nécessité d'avoir un hôpital spécial à Berck, comme il s'en est assuré sur d'autres points de nos côtes, pour les tuberculeux externes, y étudie un projet d'installation importante qui pourrait un jour rendre le nôtre d'une utilité secondaire après avoir été primordiale, et dès lors nous engager à porter ailleurs notre effort. Nous retrouverons alors intact pour cela notre capital, dont le revenu seul aura fait les frais de la location.

Aux termes de notre convention, les travaux de réfection doivent être terminés dans le courant du mois de mai, de manière que nous puissions prendre possession des locaux le 1er juin. Tout le matériel nécessaire, fourni en partie par le service de santé, en partie par le Comité d'Arras et notre siège central, est d'ores et déjà préparé. Nous avons donc tout lieu d'espérer qu'enfin ne se produiront plus de nouveaux retards et que dès cet été, l'U. F. F. sera en mesure de donner asile aux « blessés de la tuberculose » que nous enverra le service de santé. Souvent blessés de guerre, car chez eux la guerre n'a pas été étrangère au développement, sinon à l'apparition de la localisation tuberculeuse qui les rend tributaires de Berck, ils sont pour cela même en ce moment d'autant plus intéressants.

Le médecin-inspecteur, Dr Viry, qui cette fois encore avait bien voulu se charger d'une visite aux divers établissements de Berck pouvant, lors de la fermeture des hôpitaux créés pour la guerre, être repris par nous en vue d'en faire notre hôpital-sanatorium, concluait ainsi à son retour :

« Des divers établissements disponibles ou pouvant le devenir à bref délai : Institut Notre-Dame, Hôtel de Russie, Hôtel de France et des Bains, Hôtel de Paris, s'il n'y avait à tenir compte que du confortable et de l'installation, il faudrait s'arrêter au choix de l'Hôtel de Russie et classer après l'Institut Notre-Dame, mais la question de situation en face de la mer étant à juste titre considérée comme primordiale par l'U. F. F., étant donné la catégorie de malades qu'elle doit hospitaliser, le choix parait devoir se porter sur l'Hôtel de France et de la Paix, situé sur la place de l'entonnoir, avec une importante façade sur la mer.

Il peut contenir 70 hospitalisés environ. Il aurait besoin de quelques réparations extérieures et intérieures.

Le prix de location serait, d'après les renseignements obtenus, sans que des pourparlers avec le propriétaire et le locataire actuel aient été engagés, de 10.000 fr. par an. »

Les conclusions de M. le Dr Viry étant adoptées, il est donné suite au projet.

Cette installation se poursuit dès lors en accord avec le service de santé dans les conditions suivantes :

A une demande de concours antérieurement adressée, M. le Sous-Secrétaire d'Etat nous avait répondu, le 1er juin 1918 :

Sous-Secrétariat d'État
du
SERVICE DE SANTÉ MILITAIRE

Paris, le 1er Janvier 1918.

Monsieur le Secrétaire général,

Vous m'avez fait part du projet de création à Berck, par les soins de l'Union des Femmes de France, d'une formation de 100 lits destinée au traitement des tuberculeux externes réformés et vous avez sollicité sous diverses formes le concours du Service de Santé.

Vous avez été déjà informé verbalement que cette création ne pouvait être admise que sous la forme d'un hôpital auxiliaire, dans lequel les militaires atteints de tuberculose externe seraient admis avant réforme et où ils pourront être maintenus dans les conditions prévues par l'article 276 du Règlement sur le Service de Santé à l'Intérieur ; l'admission des anciens militaires réformés restera soumise aux conditions spécifiées par l'article 199 (pensionnés ou titulaires d'une gratification).

En ce qui concerne le concours du Service de Santé, vous avez sollicité l'application de la circulaire N° 190 C I/7 du 15 août 1916 et l'allocation d'une indemnité de première mise de 250 francs par lit.

J'autorise l'allocation de cette indemnité dans les conditions prévues au premier alinéa de la dite circulaire.

Le prix de journée sera de trois francs par malade.

En outre, un médecin militaire sera mis pour quelque temps, ainsi que vous le demandez, à la disposition de l'Union des Femmes de France pour le service de cet hôpital.

Justin Godard.

A cette lettre, nous répondions de notre côté, le 11 juin, pour que les conditions de l'accord soient bien établies :

Monsieur le Ministre,

Vous avez bien voulu répondre à la date du 1er Janvier, à ma demande concernant certains avantages, en faveur de l'hôpital Sanatorium en formation à Berck-Plage (P. de C.) :

1° Que cette création est admise par vous sous forme d'un Hopital auxiliaire pour tuberculeux externes, qui y seraient admis avant réforme et où ils pourraient être maintenus, dans les conditions prévues par l'article 276 du réglement sur le Service de Santé à l'Intérieur et où les anciens militaires réformés pourraient être admis, aux conditions spécifiées par l'article 199 ;

2° Que le Service de Santé autorise l'allocation de l'indemnité de première mise de 250 francs par lit, conformément à la circulaire 190 ci/7 du 15 Août 1916.

3° Que le prix de journée d'hospitalisation sera de 3 francs ;

4° Qu'un médecin militaire au courant du traitement spécial

des tuberculeux externes, sera mise pour quelque temps à notre dispositon pour le service de l'hôpital.

Je vous suis très reconnaissant d'avoir bien voulu répondre ainsi à ma demande et vous en remercie. Nous ferons, de notre côté tous nos efforts pour vous seconder utilement, comme par le passé.

Veuillez agréer, Monsieur le Ministre, l'assurance de ma haute considération.

LE SECRÉTAIRE GÉNÉRAL.

Les pourparlers pour l'obtention d'un hôpital temporaire, à défaut d'autre immeuble, continuent jusqu'en mars 1919, date à laquelle l'Hôtel de France et des Bains se trouvant libre, nous en proposons la transformation en hôpital auxiliaire et nous en faisons l'offre ferme au Service de santé dans les termes suivants :

Paris, le 10 Mars 1919.

Monsieur le Ministre,

L'union des Femmes de France est enfin en mesure de réaliser son projet, retardé par les événements de guerre, d'installation à Berck-Plage d'un hopital-sanatorium pour tuberculeux externes (60 malades environ) pour lequel le Service de Santé lui a promis son concours sous forme d'allocation de 250 francs par lit et de 3 francs par journée d'hospitalisation.

Avant de procéder à l'ouverture de cet établissement qui dans ces conditions laissera à l'U. F. F. une charge assez lourde qu'elle est d'ailleurs décidée à supporter, convaincue de l'utilité de cette fondation, nous voudrions être assurés que vous êtes toujours dans l'intention d'y envoyer des malades en nombre suffisant. L'établissement en serait fait dans l'ancien Hôtel de France et les Bains, sur l'entonnoir, en face de la mer.

Nous vous demanderions en outre que, par analogie avec l'organisation des stations sanitaires, l'hopital sanatorium de Berck fut autorisé à recevoir des réformés comme des non réformés l'indemnité dûe par le Service de Santé ne s'appliquant dans ce cas qu'à ces derniers bien entendu.

Il pourrait au besoin être convenu que 40 lits seraient réservés aux non réformés, 30 restant disponibles pour les réformés, ou inversement si vous le préfériez.

Nous serions très désireux d'avoir au plus tôt votre réponse en raison du bail à signer pour la location de l'hôtel avant l'époque ou celle-ci peut-être faite pour la saison balnéaire prochaine.

Veuillez agréer, Monsieur le Ministre, l'assurance de mes sentiments les plus distingué et les plus dévoués.

Le Secrétaire Général.

A ces propositions, il est répondu le 20 mars :

MINISTÈRE DE LA GUERRE

CABINET
du
SOUS-SECRÉTAIRE D'ÉTAT
du Service de Sante militaire

RÉPUBLIQUE FRANÇAISE

Paris, le 20 Mars 1919.

Monsieur le Secrétaire général,

Vous avez bien voulu, par votre lettre du 10 mars, me faire part du désir de l'Union des Femmes de France de faire suite au projet d'organisation à Berck-Plage d'un hôpital destiné au traitement des tuberculoses externes, projet qui avait fait l'objet de négociations interrompues par les évènements de guerre de 1918.

J'ai l'honneur de vous faire connaitre que je suis toujours disposé à accueillir favorablement l'offre que vous avez bien voulu m'adresser.

Je crois devoir toutefois vous rappeler les précisions stipulées dans ma précédente lettre n° 114 3/7, du 1er janvier 1918, relativement aux conditions d'admission dans cette formation des anciens militaires.

Conformément aux observations présentées par le Contrôle de l'Administration de l'Armée, les anciens militaires réformés ne pourront être maintenus ou admis en traitement que dans les conditions spécifiées par les art. 276 et 199 du Règlement sur le Service de Santé à l'Intérieur.

Il n'est pas possible d'admettre les Réformés n° 2 dont la charge incombe au Ministère de l'Intérieur.

Je vous serais très obligé de vouloir bien me faire connaître, en conséquence, si la Société de l'Union des Femmes de France est toujours disposée à donner suite au projet envisagé dans les conditions ci-dessus.

Agréez, etc. Louis MOURIER.

Ces conditions sont acceptées par nous dans les termes suivants :

Paris, le 22 Mars 1919.

Monsieur le Sous-Secrétaire d'État
du Service de Santé
Ministère de la Guerre.

Monsieur le Ministre,

En réponse à votre lettre du 20 mars 1919 (B 117-12.703), j'ai l'honneur de vous faire connaître que l'U. F. F. est disposée à fonder sans plus de retard à Berck-Plage, dans un immeuble en façade de mer, occupé antérieurement par un hôpital temporaire (l'Hôtel de France et des Bains), un hôpital auxiliaire de 60 à 70 lits environ, pour militaires en activité atteints de tuberculoses externes, étant entendu, conformément aux stipulations de votre lettre M 114 3/7 :

1° Que cet hôpital sera un hôpital auxiliaire, mais qui continuera à fonctionner après la signature de paix ;

2° Que vous nous atttribuerez 250 francs par lit dans les conditions prévues, par la circulaire du 15 Août 1916, n° 190 ci/7 (le nombre de ces lits sera de 60 à 70).

3° Que vous mettrez à notre disposition 4 infirmiers militaires (au moins) : nos infirmières ne pouvant assurer le service du transport des brancards des malades immobilisés.

Je vous serai très obligé de sanctionner ces promesses par une prompte approbation, car il est nécessaire que nous donnions réponse immédiate et définitive au propriétaire de l'immeuble.

Veuillez agréer, etc.

Le Secrétaire Général :

Ces diverses propositions sont approuvées par lettre du 11 avril de M. le Sous-Secrétaire d'État qui, de plus, veut bien nous offrir toutes facilités pour le transport des lits de Paris à Berck.

Nous avons enfin la satisfaction de penser qu'application sera faite à notre fondation des dispositions contenues dans la circulaire du 1er mars 1919 (n° 1537. D 1/7), portant :

MINISTÈRE DE LA GUERRE

SOUS-SECRÉTARIAT D'ÉTAT
du Service de Santé militaire

Service de la Comptabilité
N° 1537 D 1/7

RÉPUBLIQUE FRANÇAISE

Paris, le 1er Mars 1919.

LE SOUS-SECRÉTAIRE DU SERVICE DE SANTÉ

Vu le Décret du 2 Mai 1913, modifié par les Décre[illegible] 23 Septembre et du 19 Décembre 1914 ;

Vu le Décret du 4 Août 1915 ;

Vu l'arreté du 4 Mai 1918,

ARRÊTE :

Est fixé à 3 francs le taux de l'allocation extraordinaire accordée par l'Arrêté du 4 Mai 1918 (1er Alinéa), aux Sociétés d'assistance pour chaque journée de malade ou blessé traité dans leurs établissements.

Cette allocation s'ajoute à l'indemnité fixe de 2 fr. prévue par le Décret du 19 Décembre 1914 et sera mandatée en même temps que celle-ci dans les conditions prévues par l'article 14 du Décret du 26 Avril 1910 sur le Service de Santé en campagne (vol. 82).

Elle sera payée aux formations auxiliaires qui seront en activité le 1er Mars 1919 ou qui y entreront postérieurement à cette date ; avec rappel, au profit de ces formations, des journées d'hospitalisation réalisées depuis le 1er février 1919.

Les formations de caractère spécial auxquelles des prix particuliers ont été exceptionnellement accordés, ne bénéficieront de l'allocation nouvelle que si la rémunération totale ne dépasse pas 5 francs et à concurrence de ce chiffre.

Il n'est apporté aucune modification aux décisions des 5 Juin

1915 et 24 Mai 1917, suivant lesquelles une allocation actuellement fixée à un franc par journée d'hospitalisation est accordée au Siège Central de chaque société pour lui permettre de venir en aide à ses diverses formations suivant leurs besoins respectifs.

Louis Mourier.

L'ouverture de notre hôpital sanitaire de Berck n'est donc plus maintenant qu'une question de jours et elle se fera dans des conditions qui compenseront en partie nos regrets des retards successifs, sans cesse imposés par les circonstances, qui jusqu'à ce moment entravaient nos efforts.

Quoiqu'il en soit, nous pouvons nous féliciter sincèrement de voir ainsi couronnée de succès l'initiative prise par l'U. F. F. en faveur des tuberculeux externes adultes et particulièrement des tuberculeux externes militaires.

Hôtellerie Sanitaire

Les difficultés résultant du refus de laisser établir l'Hôtellerie sanitaire sur le terrain donné à l'U. F. F., à Asnières, jusqu'à réception d'un rapport de la Commission d'Hygiène, paraissant aujourd'hui écartés par l'avis favorable de celle-ci, il est entendu que la fondation projetée va être entreprise dans un très bref délai.

Aussitôt que l'U. F. F. sera entrée en possession promise à très brève délai des baraquements qu'elle a mis à la disposition de l'Armée pour la durée de la Guerre, deux d'entre eux seront installés conformément aux prévisions indiquées et adoptées.

En attendant qu'Asnières possède le dispensaire que se propose d'y fonder l'Office Public d'Hygiène sociale, il pourra y être organisé, à côté de l'Hôtellerie sanitaire, un dispensaire provisoire, avec toutes les installations nécessaires pour les malades externes, qui, assurément, rendra de grands services à la population.

Le fonctionnement de l'Hôtellerie sanitaire et de ce dispensaire sera conforme aux prévisions portées au rapport page 200.

Dans cette installation provisoire, qui ne gênera en rien la construction définitive projetée, prendrait place, lorsque les conditions normales permettront la réalisation de celle-ci, l'installation des services généraux de l'Hôtellerie, tels que : cuisine, réfectoire, salle de réunions, galerie de repos, lingerie, service de désinfection, buanderie.

Le plan prévu sera exécuté aussitôt que la crise de la main-d'œuvre et des matériaux, qui sévit en ce moment, aura pris fin et la dépense d'installation des baraquements, telle qu'elle est conçue, ne sera pas une dépense inutile.

Cette installation, provisoire, en effet, en tant qu'Hôtellerie, pourra ainsi être considérée comme définitive pour ces divers usages.

Dispensaires

La question des dispensaires, différemment envisagée à Paris et en province, a donné lieu, pour le département de la Seine, à un échange de vues qu'il me paraît intéressant de signaler ici. Les documents ci-dessous en donnent les principaux éléments :

A Monsieur Guillon, Directeur de l'Office public d'Hygiène sociale.

Monsieur,

L'Union des Femmes de France, décidée à s'engager de plus en plus activement dans la lutte contre la tuberculose, en accord avec les pouvoirs publics, a prévu la création d'une série d'institutions anti-tuberculeuses, de Dispensaires, notamment, dont elle poursuit la réalisation, tout en cherchant à développer l'importance de celles qu'elle possède déjà.

C'est ainsi qu'elle vient d'adjoindre à sa Colonie de Tonnay-Charente, une colonie sanitaire d'éducation agricole de 40 lits.

non plus à l'usage des militaires en imminence de tuberculose, mais des tuberculeux curables, envoyés là soit directement, soit à leur sortie d'une autre Station Sanitaire ; qu'elle organise un Hôpital-Sanatorium à Berck, pour tuberculeux externes : ganglionnaires, osseux, articulaires ; qu'elle perfectionne de jour en jour les Stations sanitaires qui lui sont confiées, avec l'intention d'en poursuivre le fonctionnement soit au titre d'Établissement Départemental, soit au titre de Sanatorium privé, si elles disparaissent en tant que Stations ; qu'elle crée ou subventionne des Dispensaires à Paris ou en province ; qu'elle a institué des cours spéciaux pour ses infirmières, nommées infirmières anti-tuberculeuses de l'U. F. F., après examens et stages.

Avant d'entrer plus avant dans la voie de la création de Dispensaires à Paris et dans les communes du département de la Seine, sachant que l'office départemental a manifesté l'intention d'avoir son dispensaire dans tous les arrondissements de Paris, qu'il en poursuit la création, et qu'il désire faire de même dans la banlieue parisienne, l'U. F. F. voudrait savoir dans quelles conditions pourraient dès lors fonctionner ses dispensaires actuels et à venir, pour lesquels elle comptait réclamer les avantages que leur consent la loi du 18 avril 1916.

Elle vous serait donc reconnaissante de l'éclairer et de donner aux questions suivantes les réponses qui lui sont nécessaires dès à présent, n'attendant que la conclusion de la Paix pour donner un essor nouveau à ses institutions anti-tuberculeuses.

1° Une entente peut-elle s'établir entre les Sociétés de la Croix-Rouge et l'Office Départemental pour la création et le fonctionnement de Dispensaires d'Hygiène Sociale et, dans l'affirmative, à quelles conditions ?

2° Étant entendu, vu l'incontestable utilité, la nécessité même de la convergence des efforts et de l'unité de vues et de méthode, que ces institutions fonctionnent suivant les principes adoptés dans les Dispensaires de l'Office Départemental, que notamment les instructions données aux infirmières et données par celles-ci aux malades et aux familles seraient les mêmes et que les établissements d'initiative privée pourraient être soumis à l'inspection de l'Office, qui y exercerait un droit de haute surveillance, l'existence d'un Dispensaire organisé dans ces conditions, pourrait-elle être assurée, s'il était reconnu qu'il fonctionne bien et rend tous les services qu'on peut attendre de lui, tout comme d'un dispensaire officiel ; ou bien : doit-on s'attendre, même dans ce cas, à le voir un jour ou l'autre absorbé ou concurrencé par une fondation administrative analogue, qui lui enlèverait en partie sa raison d'être et, dès lors, rendrait inutiles les dépenses faites pour son inssallation ?

3° Un Dispensaire créé à ses frais par une Société d'assistance reconnue d'utilité publique (U. F. F., par exemple), et fonctionnant suivant ces principes, pourrait-il compter sur une aide morale et pécuniaire de l'Office Départemental, sauf, dans ce cas, à ce que celui-ci y exerçât systématiquement son droit de haute surveillance et de contrôle ?

4° Un Dispensaire pourrait-il être fondé en commun par l'Office Départemental et une Société d'assistance reconnue d'utilité publique, l'U. F. F. par exemple (comme cela a été fait déjà en province) ?

5° Toutes les fois qu'il y aurait collaboration effective de l'Office Départemental et d'une Société, admettriez-vous que dans le vocable sous lequel serait désigné l'établissement, mention fut faite de la Société (U. F. F. par exemple), aussi bien que de l'Office, comme il est fait dans les Stations Sanitaires gérées par elle ?

L'application du principe de l'initiative privée subsidiée par l'Etat ou l'Administration, dans toutes les questions d'assistance, ne pourrait incontestablement être que des plus utiles, l'expérience montrant que beaucoup de subsides fournis pour ces œuvres, à l'initiative privée, surtout si celles-ci dépendent d'une société importante ayant fait ses preuves, ne vont pas à des institutions d'assistance publique, et qu'il en est de même de certains concours bénévoles, des plus utiles aussi.

Estimant en outre, d'une part, que ces concours en personnel, matériel et fonds, sont de nature à diminuer dans une proportion appréciable les dépenses d'assistance de l'Etat, des départements et des communes, tout en assurant les soins et l'assistance nécessaires aux malades et aux familles, et d'autre part, que, pour assurer leur constante régularité dans le fonctionnement d'un dispensaire, il serait bon qu'y soient attachées, en même temps que des bénévoles, quelques professionnelles rétribuées, et, faisant la part des services que rendrait chacune de ces deux catégories d'infirmières, il paraîtrait de l'intérêt *général* :

1° Que les Sociétés d'assistance présentant toutes garanties pussent être assurées, en fondant ou faisant fonctionner un dispensaire, dans les *conditions déterminées ci-dessus*, que la marche n'en sera pas entravée et l'existence n'en sera pas compromise dès que l'office départemental sera en mesure d'en créer un, qui fatalement tendra à le supplanter dans l'arrondissement ;

2° Que l'office départemental, au contraire, facilitât la création et aidât au fonctionnement de dispensaires privés, à la condition qu'ils soient créés et fonctionnent conformément à ses principes et sous sa haute surveillance en vue de la stricte application de ceux-ci ;

3° Que des dispensaires soient éventuellement fondés d'un commun accord avec participation aux frais de fonctionnement et d'entretien, ou d'entretien ou de fonctionnement seulement, par l'office départemental et les sociétés d'assistance et que, dans ce cas, les établissements soient sous le double vocable et de l'office et de la Société, comme il en est dans les stations sanitaires, où les mentions du Ministère de l'Intérieur et de la Société figurent côte à côte.

Par ces moyens, l'assistance aux tuberculeux serait assurément plus étendue, par cela même qu'un plus grand nombre de personnes s'y intéresserait et que son budget s'augmenterait du fait des libéralités qui seraient faites aux sociétés pour cet objet et de la gratuité des services d'une proportion notable d'infirmières bénévoles pouvant tenir lieu d'infirmières rétribuées.

La lutte contre la propagation de la tuberculose serait plus efficace, parce que plus nombreux seraient ceux qui s'y intéresseraient et qui, dans tous les milieux sociaux, propageraient les notions reçues et journellement prescrites et appliquées chez les malades et à leur foyer.

Veuillez agréer, etc...

Dr P. BOULOUMIÉ.

Paris, 14-2-1919.

A cette communication nous est faite la réponse suivante :

Office public
d'Hygiène sociale

Paris, le 1er Mars 1919.

Monsieur le Secrétaire Général,

En réponse à votre lettre en date du 14 février, j'ai l'honneur de vous adresser les renseignements que vous avez bien voulu me demander.

Je vous donne tout d'abord l'assurance que l'Office public d'hygiène sociale acceptera avec reconnaissance tous les concours qui lui seront offerts pour mener à bien la lutte anti-tuberculeuse dans l'agglomération parisienne.

Conformément aux avis exprimés par le Conseil de Surveillance de l'Office, les modalités suivant lesquelles les concours d'initiative privée peuvent être agréées, diffèrent selon qu'il s'agit de sanatorium ou de dispensaire.

SANATORIUMS

En ce qui concerne les sanatoriums, les modalités d'entente les plus diverses peuvent être envisagées, tant pour leur création que pour leur utilisation.

L'Office pourrait, par exemple, envoyer des malades au sanatorium moyennant le paiement d'un prix de journée jusqu'à concurrence d'un certain nombre de lits préalablement fixé.

Il pourrait être convenu qu'un sanatorium serait mis à la disposition de l'Office qui aurait gratuitement, ou moyennant un prix à fixer, la jouissance de l'établissement et supporterait en revanche tous les frais de gestion.

Cette gestion pourrait être laissée à l'Œuvre directrice sous réserve pour l'Office d'un droit de contrôle sur les dépenses.

On pourrait aussi concevoir une entente en vertu de laquelle l'Office deviendrait propriétaire ou locataire à long terme d'un immeuble aménagé en sanatorium, l'Œuvre continuant la gestion pendant quelques années et recevant les malades de l'Office moyennant un prix de journée. A l'expiration du délai fixé, l'Office recouvrerait la libre disposition des locaux et pourrait bénéficier des travaux d'aménagement.

DISPENSAIRES

Pour ce qui est des dispensaires, le Conseil de surveillance a estimé qu'une des conditions essentielles du succès de l'œuvre entreprise résidait dans l'unité de méthode et d'action. En conséquence, l'entente avec les œuvres privées pourrait être réalisée sous les formes suivantes :

La Direction du dispensaire serait de toute façon assurée par l'Office, qui nommerait le Médecin-Directeur, les Médecins adjoints et les visiteurs d'hygiène.

Le Conseil de surveillance de l'Office estime qu'il est impossible de subventionner des dispensaires qui ne dépendraient pas directement de l'Office.

A côté du dispensaire, le règlement intérieur élaboré par le Conseil de surveillance a prévu des associations pour la constitution desquelles toute liberté est laissée aux initiatives privées, sous réserve que les statuts en seront soumis à l'agrément du Préfet de la Seine.

Ces associations seront représentées dans un Conseil de surveillance placé autour de chaque dispensaire intéressé. Conseil qui sera consulté sur toutes les décisions importantes intéressant le fonctionnement du dispensaire. Elles pourraient, en outre, sous les formes qui leur conviendraient le mieux, aider et compléter l'œuvre de l'Office pour la distribution des secours, notamment le placement des enfants et des malades.

C'est sous cette forme qu'une entente entre divers dispensaires privés et l'Office est sur le point d'être réalisée, et je suis persuadé que l'Union des Femmes de France facilitera cette entente, quand, comme c'est le cas pour le dispensaire dirigé par Mme Jovignot, elle participe à une partie des dépenses d'entretien.

C'est le même système qui est envisagé pour les dispensaires nouveaux qui vont être créés aux frais d'œuvres diverses consacrant tout ou partie de leur activité à la lutte contre la tuberculose. C'est le cas notamment d'un dispensaire que se propose de créer l'Union des Coopératives de consommation. L'Office consentirait d'ailleurs volontiers à rappeler en sous titre, dans la désignation d'un dispensaire, le nom de l'œuvre qui aurait contribué aux dépenses de création ou de fonctionnement

Je vous adresse ci joint une copie des articles du règlement intérieur élaborés par le Conseil de surveillance et relatifs aux associations et aux conseils de surveillance qui doivent être créés près de chaque dispensaire. Ces articles sont actuellement soumis à l'approbation préfectorale (1).

J'ajoute que je suis à votre entière disposition pour vous donner verbalement tous renseignements complémentaires qui pourraient vous intéresser, et j'espère qu'il sera possible à l'Office de faire, dans les formes que je viens d'avoir l'honneur de vous indiquer, des ententes qui sont très désirables pour la réussite du but que nous poursuivons.

Veuillez agréer, Monsieur le Secrétaire Général, l'assurance de ma considération la plus distinguée.

Le Directeur de l'Office Public de l'Hygiène Sociale,

GUILLON.

P.-S. — S'il vous parait possible de recevoir des malades de l'Office à l'hopital-sanatorium de Berck ou dans vos autres établissements moyennant le paiement d'un prix de journée, je vous serais obligé de bien vouloir me faire parvenir des propositions que je m'empresserai de soumettre au Conseil de surveillance et à M. le Préfet de la Seine.

En présence de cette réponse, il n'est pas douteux que *dans le département de la Seine*, l'U. F. F. doive renoncer à créer des dispensaires anti-tuberculeux, dont l'existence serait précaire. Elle peut néanmoins avoir un rôle très utile à jouer, résumé dans la note suivante, qui a reçu l'approbation de la Commission anti-tuberculeuse et de son Conseil d'administration, ainsi que celle de M. le Directeur de l'Assistance et de l'Hygiène publiques au ministère de l'Intérieur.

En province il en est autrement, et dans plusieurs localités importantes, c'est en pleine collaboration de l'Office départemental et de l'U. F. F. que se fondent et fonctionnent des dispensaires anti-tuberculeux. A vrai dire, cela me

(1) Le règlement annoncé ne nous est pas encore parvenu 19-4-19.

paraît absolument préférable aux errements parisiens pour les raisons indiquées plus haut, bien que je reconnaisse que l'Office départemental, s'étant engagé à créer un dispensaire dans chaque arrondissement de Paris et dans chaque agglomération suburbaine importante, ne puisse s'engager dans une voie qui le conduirait fatalement à manquer à cet engagement. C'est donc le principe seulement que je critique et non son interprétation par l'Office concernant l'intervention de l'U. F. F. dans la lutte contre la tuberculose à Paris et dans le département de la Seine.

NOTE

concernant l'intervention de l'U. F. F. dans la lutte contre la tuberculose à Paris et dans le département de la Seine

L'Office Départemental devant créer dans tous les arrondissements de Paris et dans toutes les communes du département de la Seine des dispensaires anti-tuberculeux. l'U. F. F. doit renoncer à des créations analogues qui deviendraient par cela même sans objet, ou seraient entravées dans leur fonctionnement ultérieur.

Elle pourrait, par contre, créer actuellement une Œuvre annexe de protection et d'assistance familiale à domicile, avec sections fonctionnant dans chacun des arrondissements de Paris, par l'intermédiaire du groupe d'arrondissement déjà existant.

La dénomination en pourrait être :

UNION DES FEMMES DE FRANCE

PROTECTION ET ASSISTANCE FAMILIALES AUX TUBERCULEUX

PARIS. . . . ARRONDISSEMENT

Le but serait l'assistance, particulièrement à domicile, aux tuberculeux et à leur famille et notamment à leurs enfants et aux autres enfants paraissant menacés de tuberculose.

Pour arriver aux meilleurs résultats, éviter les doubles emplois et les conflits entre les œuvres et entre les membres du personnel assistant, l'institution serait faite en accord avec l'Office Départemental et les Œuvres, Associations et agents de protection et de surveillance, déjà existants, des tuberculeux.

Elle conserverait, vis-à-vis de l'Office, toute son indépendance, mais s'entendrait avec lui pour assurer la convergence des efforts et éviter toute divergence dans les conseils ou les soins donnés, qui entrainerait fatalement la désobéissance aux prescriptions hygiéniques, de la plus incontestable utilité au point de vue familial et social, comme au point de vue individuel.

Les malades pourraient s'y adresser directement, ou y être adressés par le dispensaire de l'Office départemental.

A. — *Les malades venant directement* seraient envoyés au dispensaire pour y recevoir les soins médicaux et l'assistance qu'il peut fournir et seraient, pour le surplus, protégés et assistés par l'U. F. F., qui remplirait là un rôle complémentaire des plus utiles.

B. — *Les malades vus au dispensaire,* pour lesquels la protection et l'assistance données par l'U. F. F. seraient jugées nécessaires ou utiles, seraient adressés à celle-ci avec indication des attributions faites par le dispensaire et, au besoin, de ce qu'il demanderait à l'U. F. F. d'y ajouter.

Il serait bien entendu que l'uniformité la plus absolue régnerait dans les conseils hygiéniques donnés par les Dames visiteuses de l'U. F. F et par les infirmières visiteuses du dispensaire et que les instructions imprimées qui seraient laissées aux malades et aux familles seraient les mêmes quant au fond et autant que possible quant à la forme.

En outre, et en surplus de cette organisation en faveur des tuberculeux, il y aurait lieu pour l'U. F. F. de créer, avec le concours et une subvention du Ministère de l'Intérieur, un *dispensaire-école anti-tuberculeux* qui serait *annexé à l'école d'infirmières anti-tuberculeuse* en projet.

Les infirmières anti-tuberculeuses de l'U. F. F., qu'on pourrait appeler infirmières visiteuses ou infirmières d'hygiène bénévoles, seraient employées soit par celle-ci dans les groupements de protection et assistance ou dans le dispensaire dont il est parlé ci-dessus, soit dans les sanatoriums, stations ou colonies sanitaires qu'elle possède et dont elle tend à augmenter le nombre.

Celles qui auraient satisfait aux examens et stages exigés des infirmières visiteuses pourraient de plus être attachées aux dispensaires de l'office départemental, au même titre et dans les mêmes conditions que celles sorties des autres écoles. Dans ce cas, elles deviendraient membres du personnel de celui-ci et dès lors passeraient sous son autorité. Elles pourraient toutefois rester membres titulaires de l'U. F. F. et, sans doute aussi, membres de ces associations d'infirmières, si elles en faisaient partie depuis quelque temps déjà.

Toute mesure pouvant intensifier le recrutement des infirmières anti-tuberculeuses devant être adoptée, il serait, de plus, désirable qu'elles pussent faire figurer discrètement sur les insignes spéciaux qui seront certainement attribués aux infirmières des dispensaires, les lettres U. F. F., indiquant leur association d'origine, ceci n'étant pas réclamé, bien entendu, exclusivement pour l'U. F. F., mais bien pour toutes les Sociétés, de la Croix-Rouge notamment, qui pourraient ainsi plus facilement aider au recrutement des infirmières spécialisées nécessaires au bon fonctionnement des nombreux dispensaires dont l'Office départemental de la Seine poursuit la fondation.

Paris, le 20 mars 1919.

Dr P. BOULOUMIÉ.

TABLE DES MATIÈRES

André BRULLIARD ✠, Maître-Imprimeur, Saint-Dizier.

www.ingramcontent.com/pod-product-compliance
Ingram Content Group UK Ltd.
Pitfield, Milton Keynes, MK11 3LW, UK
UKHW021100230726
13926UKWH00004B/1958

9 782013 544948